Venkata Ramanarao Parasa
Madhan Kumar Murthy

Diagnóstico global da tuberculose

Venkata Ramanarao Parasa
Madhan Kumar Murthy

Diagnóstico global da tuberculose

ScienciaScripts

Imprint
Any brand names and product names mentioned in this book are subject to trademark, brand or patent protection and are trademarks or registered trademarks of their respective holders. The use of brand names, product names, common names, trade names, product descriptions etc. even without a particular marking in this work is in no way to be construed to mean that such names may be regarded as unrestricted in respect of trademark and brand protection legislation and could thus be used by anyone.

Cover image: www.ingimage.com

This book is a translation from the original published under ISBN 978-620-2-06292-3.

Publisher:
Sciencia Scripts
is a trademark of
Dodo Books Indian Ocean Ltd. and OmniScriptum S.R.L publishing group

120 High Road, East Finchley, London, N2 9ED, United Kingdom
Str. Armeneasca 28/1, office 1, Chisinau MD-2012, Republic of Moldova, Europe
Printed at: see last page
ISBN: 978-620-7-76689-5

Nota

Foram feitos esforços para assegurar que os testes de diagnóstico da tuberculose actuais, tradicionais e em preparação, amplamente utilizados, são mencionados no livro, mas a lista não é exaustiva. A menção de produtos de fabricantes ou empresas específicas não implica que devam ser recomendados em detrimento de outros produtos de natureza semelhante não mencionados neste livro. Foram tomadas precauções para verificar o conteúdo deste livro. No entanto, a exatidão das informações contidas neste livro não é garantida e nem o editor nem os autores serão responsáveis por quaisquer danos resultantes da utilização deste livro.

Reconhecimento

Agradecemos ao Dr. Srikanth Tripathy, Diretor Sénior, e à Dr.ª Uma Devi Ramalingam, Cientista, do National Institute for Research in Tuberculosis (NIRT), Índia, ao Dr. UD Gupta, Diretor Sénior, e ao Dr. DS Chauhan, Cientista, do National JALMA Institute for Leprosy and Other Mycobacterial Diseases (NJILOMD), Índia, e ao Dr. Santosh Kumar, Professor Associado, ao Dr. Atul Gupta, Professor, e à Dr.ª Deepa Rani, Professora Associada, da SN Medical College, Índia, pela sua ajuda na disponibilização de fotografias para o livro. Santosh Kumar, Professor Associado, Dr. Atul Gupta, Professor e Dr. Deepa Rani, Professor Associado, da SN Medical College, Índia, pela sua ajuda no fornecimento de fotografias para o livro e na conceção da capa. Agradecemos ao Dr. Jerónimo F. Rose, Engenheiro de Investigação, Universidade de Linkoping, Suécia, pela interpretação clínica das imagens e à Sra. Sonali Agrawal, Bolseira de Investigação, NJILOMD, Índia, pela revisão crítica e revisão do livro.

Prefácio

A tuberculose, a doença milenar da humanidade, está profundamente enraizada e tem desafiado a humanidade a erradicá-la. O diagnóstico e o tratamento precoces são dois componentes essenciais de qualquer protocolo de gestão de doenças. Isto é ainda mais importante no caso da tuberculose devido à sua natureza infecciosa e à morbilidade e mortalidade associadas. A equipa de gestão da doença, composta por clínicos, profissionais de saúde, pessoal de laboratório e doentes, deve trabalhar em conjunto para atingir os seus objectivos. Em países onde os recursos são limitados, o diagnóstico da tuberculose é uma tarefa difícil. Embora exista literatura sobre o diagnóstico da tuberculose, um livro conciso e de fácil compreensão ajudará a melhorar a compreensão do assunto. Ao escrever o livro, tentámos simplificá-lo através de ilustrações que vão desde os testes tradicionais aos testes actuais e desde os testes em preparação aos testes recentemente lançados, de modo a que possa apelar a uma comunidade mais vasta preocupada com a gestão da tuberculose. Os capítulos estão também organizados de modo a levar o leitor numa viagem através do diagnóstico global da tuberculose e das perspectivas de mercado e a refletir sobre as lacunas de conhecimento existentes nesta área.

Venkata Ramanarao Parasa
Madhan Kumar Murthy

Dedicado ***à comunidade da tuberculose***

"Diagnóstico tardio da tuberculose - não deve correr o risco de ser contaminado
Uma espada de Dâmocles!" ***- Madhan Kumar Murthy***

"Um teste de diagnóstico da tuberculose ideal - uma realidade abstrusa ou uma realidade plausível
Venkata Ramanarao Parasa: "Uma *falácia*

Lista de abreviaturas utilizadas

ADA	Adenosine deaminase
AFB	Acid fast bacilli
AIDS	Acquired immune-deficiency syndrome
AR staining	Auramine Rhodamine staining
ARDS	Acute respiratory distress syndrome
ATT	Anti-tuberculous therapy
AUC	Area under the curve
BAL	Broncho alveolar lavage
BCG	Bacille Calmette Guerin
BSL	Biosafety laboratory
CFDA	Chinese food and drug administration
CFP-10	Culture filtrate protein – 10
CNS	Central nervous system
CRI	Colorimetric redox indicators
CSF	Cerebro-spinal fluid
CT scan	Computed tomography scan
DNA	Deoxyribo nucleic acid
DST	Drug-susceptibility testing
ECG	Electrocardiogram
ELISA	Enzyme linked immunosorbent assay
ELISpot	Enzyme linked immunospot assay
ESAT-6	Early secreted antigenic target – 6
FIND	Foundation for innovative new diagnostics
FN	False negatives
FNAC	Fine needle aspiration cytology
FP	False positives
GI tract	Gastrointestinal tract
GUTB	Genito-urinary tuberculosis
gyrA	Gyrase A gene
HIV	Human immunodeficiency virus
HIV-TB	Human immunodeficiency virus - tuberculosis co-infection
HRCT	High resolution computed tomography
IFN-γ	Interferon gamma
IGRA	Interferon gamma release assay
INH	Isoniazid or Isonicotinyl hydrazide

inhA	Isonicotinyl hydrazide gene
IS6110	Insertion sequence 6110
katG	Catalase gene
LAMP	Loop mediated isothermal amplification
LED	Light emitting diode
LF-LAM assay	Lateral flow lipoarabinomannan assay
LJ medium	Lowenstein Jensen medium
LPA	Line probe assays
MAC	*Mycobacterium avium* complex
MDR-TB	Multi drug resistant TB
MGIT	Mycobacterial growth indicator tubes
MODS assay	Microscopic observation drug susceptibility assay
MRI	Magnetic resonance imaging
M. tuberculosis	*Mycobacterium tuberculosis*
NAAT	Nucleic acid amplification tests
NGS	Next generation sequencing
NIRT	National institute for research in tuberculosis
NJILOMD	National JALMA institute for leprosy and other mycobacterial diseases
NPV	Negative predictive value
NRA	Nitrate reductase assay
OATB	Osteoarticular tuberculosis
PBMC	Peripheral blood mononuclear cells
pcMPI	plastic chip based magnetophoretic immunoassay
PCR	Polymerase chain reaction
PoC	Point of care
PPD	Purified protein derivative
PPV	Positive predictive value
RIF	Rifampicin
RNTCP	Revised national tuberculosis control programme
ROC	Receiver operating characteristic
rpoB	RNA polymerase B gene
SOP	Standard operating procedure
TB	Tuberculosis
TBM	Tuberculous meningitis
Th1 and Th2 cells	T helper 1 and T helper 2 cells
TN	True negatives

TNF	Tumour necrosis factor
TP	True positives
TST	Tuberculin skin testing
UK	United Kingdom
U/L	Units per litre
USA	United States of America
UV light	Ultraviolet light
WHO	World health organization
XDR-TB	Extremely drug-resistant TB
ZN staining	Ziehl-Neelsen staining

Capítulo - 1

Um prelúdio para o diagnóstico de tuberculose

O primeiro capítulo introdutório é uma abertura aos testes de diagnóstico da TB e apresenta uma panorâmica da doença, do organismo, dos tipos de TB, dos testes convencionais da TB, dos parâmetros para um teste de diagnóstico eficaz, dos vários fluidos corporais utilizados no diagnóstico da TB e das lacunas associadas aos testes actuais. Esta introdução refresca os conhecimentos sobre a TB e os testes de diagnóstico, o que é útil para a compreensão dos capítulos seguintes, onde determinados aspectos são aprofundados para uma melhor compreensão e ajuda a conceber estratégias de resolução.

a. Visão geral da doença da tuberculose e do seu diagnóstico

A tuberculose (TB), ou a "peste branca", como era chamada, é uma doença que causa sofrimento humano há séculos, mas a procura de uma solução definitiva para a erradicar continua. Em 2015, foram notificados em todo o mundo 10,4 milhões de novos casos de tuberculose, 480 000 casos de tuberculose multirresistente, 100 000 casos de tuberculose resistente à rifampicina e 1,8 milhões de mortes causadas pela doença, incluindo 0,4 milhões de mortes entre pessoas com o vírus da imunodeficiência humana (VIH) (WHO Global tuberculosis report, 2016). O tratamento correto e rápido da doença reside na deteção precoce e no tratamento eficaz. Na sua Estratégia para o Fim da Tuberculose (2015-2035), a Organização Mundial de Saúde (OMS) defende o diagnóstico precoce, que inclui a disponibilidade geral de testes de suscetibilidade aos medicamentos (TSA) e o rastreio sistemático de todos os grupos de alto risco. Ao desenvolver programas nacionais de combate à tuberculose, sublinha-se que deve ser dada prioridade ao desenvolvimento de uma rede sólida de laboratórios de tuberculose com normas de biossegurança suficientes, à utilização de métodos de diagnóstico modernos, à utilização de procedimentos operacionais normalizados (POP), a um sistema adequado de garantia de qualidade e conformidade e a recursos humanos suficientes e bem formados (WHO Policy Framework on implementing TB diagnostics, 2015).

A tuberculose é uma doença transmitida pelo ar, causada pelo bacilo ácido-resistente não-móvel *Mycobacterium tuberculosis (M. tuberculosis).* O tamanho do bacilo é de 2-4 micrómetros (цт) de comprimento e 0,2-0,5 μm de largura. É um agente patogénico intracelular facultativo que pode colonizar macrófagos e tem um tempo de geração lento de 15-20 horas, o que é um fator responsável pela sua virulência. O organismo é classificado como gram-positivo, mas tem características tanto de organismos gram-positivos como gram-negativos (Todar, 2009). A infeção é transmitida principalmente por via aérea a partir de uma pessoa infetada. A infeção é transmitida através de núcleos de gotículas com um diâmetro de 1-5 μm. São produzidos por pessoas com TB quando cantam, gritam, falam, tossem e espirram. Dependendo do ambiente, estas gotículas podem permanecer suspensas no ar durante horas. A transmissão ocorre quando uma pessoa inala estas gotículas, que viajam através do trato respiratório superior até aos alvéolos, onde desencadeiam a infeção (relatório do CDC, 2013). Na tuberculose extrapulmonar, *o M. tuberculosis* propaga-se do local de infeção (ou seja, os pulmões) para outros órgãos e aí causa a infeção. Esta infeção extrapulmonar ocorre frequentemente em pessoas com sistemas imunitários enfraquecidos (como o VIH), onde as células imunitárias são incapazes de controlar a propagação da doença.

A tuberculose, enquanto doença, pode também afetar outros órgãos para além dos pulmões, que são a principal fonte de sementeira de bacilos. A tuberculose pode também manifestar-se como uma infeção silenciosa, em que os bacilos permanecem adormecidos no hospedeiro, o que se designa por infeção latente. Para além dos pulmões, os órgãos em que a infeção se manifesta são: a) Gânglios linfáticos b) Meninges c) Pleura d) Trato urogenital e) Olhos f). Coluna vertebral g) Ossos e articulações h) Nervos i) Pele j) Cavidade abdominal k) Pericárdio, etc., para citar apenas alguns. Neste caso, a infeção é designada por tuberculose extra-pulmonar. Em casos extremos, os bacilos podem resistir aos medicamentos, o que faz com que sejam designados por estirpes "resistentes aos medicamentos" e que a doença seja denominada tuberculose "resistente aos medicamentos". A doença também ocorre em associação com outras infecções ou distúrbios metabólicos, como o VIH, infecções parasitárias e diabetes. A metodologia atual para o diagnóstico da tuberculose em todo o espetro da doença é, por conseguinte, difícil e é adaptada em função das necessidades.

b. Testes de diagnóstico convencionais - baseados no microrganismo e no hospedeiro

(i) Baseado em microorganismos

O teste convencional de diagnóstico da tuberculose pulmonar baseia-se na deteção de bacilos da tuberculose na amostra de expetoração prontamente disponível, expelida pelo doente. O método de coloração utilizado para detetar *o M. tuberculosis é* designado por coloração de Ziehl-Neelsen (ZN), que utiliza carbol-fucsina, álcool ácido e azul de metileno. O corante carbol-fucsina é absorvido pelo *M. tuberculosis* devido ao seu elevado teor de lípidos (cora de vermelho) e é retido mesmo após tratamento com álcool ácido (razão pela qual também é referido como "bactérias ácido-resistentes"), em contraste com os bacilos não ácido-resistentes, que perdem este corante após tratamento com álcool ácido e retêm a contracoloração, ou seja, o azul de metileno (cora de azul) (Figura 1A). Este teste é muito fácil de realizar num ambiente com poucos recursos disponíveis. Os indivíduos cujo esfregaço de expetoração é positivo pela coloração de ZN são designados indivíduos com esfregaço positivo, e a categorização baseia-se na carga bacilar na amostra de expetoração. O problema com este método é o seguinte (a) não é eficaz em indivíduos que produzem poucos bacilos na expetoração que possam ser detectados microscopicamente (são necessários pelo menos 10000 bacilos/ml de expetoração para se registar positividade) (b) não é útil em indivíduos que não conseguem produzir expetoração (indivíduos pediátricos e geriátricos) (c) não é útil em indivíduos com TB latente e TB extra-pulmonar (d) não consegue distinguir entre bacilos vivos e mortos (e) não é possível fazer qualquer distinção entre espécies. Nas pessoas que não conseguem produzir expetoração e nos casos de suspeita de tuberculose, o método utilizado para obter expetoração é a lavagem broncoalveolar (BAL), que é efectuada por broncoscopia, um método invasivo que é desvantajoso para o doente, pois causa desconforto. A lavagem gástrica repetida também é recomendada em crianças, mas é uma técnica extenuante e invasiva para o diagnóstico da TB (Shingadia & Novelli, 2003). A indução de expetoração por inalação de solução salina nebulizada é outro método de obtenção de amostras de expetoração para o diagnóstico da TB. Após a recolha de líquido, o líquido de lavagem ou a expetoração induzida é corado com bacilos álcool-ácido resistentes (AFB). O outro método alternativo de coloração dos BAAR é a coloração com auramina-rhodamina, que utiliza os corantes auramina O e rodamina B, que se ligam aos ácidos micólicos da parede celular das micobactérias (Figura 1B). No entanto, a leitura dos resultados requer microscópios com díodos emissores de luz fluorescente (LED), que são difíceis de obter em ambientes com recursos limitados.

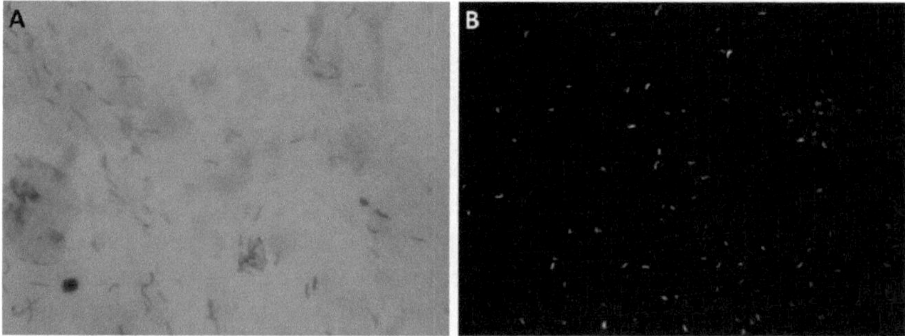

Figura 1: Deteção microscópica de bacilos álcool-ácido resistentes na expetoração. A) Coloração de M. *tuberculosis com* ZN, mostrada como bastonetes vermelhos (aqui preto, ampliação de 1000x). B) Coloração de M. *tuberculosis com* auramina e rodamina, representada por bastonetes verdes (aqui branco, ampliação de 400x). *(Imagem cedida por cortesia: NIRT, Índia).*

Embora os esfregaços de expetoração sejam amplamente utilizados para detetar a tuberculose pulmonar, existem problemas de sensibilidade (45-80% em casos de tuberculose pulmonar culturalmente confirmados). Também tem um valor preditivo positivo fraco (50-80%) quando prevalecem micobactérias não tuberculosas (Moore *et al.*, 2005; Guerra *et al.*, 2007). Nesses casos, é preferível uma cultura numa base sólida de amostras de expetoração preparadas. A cultura é muito sensível e pode detetar micobactérias mesmo que a carga bacteriana seja baixa (10-100 bacilos/ml). O meio sólido normalmente utilizado é o meio Lowenstein-Jensen (LJ), que contém verde de malaquite, farinha de batata, sulfato de magnésio, glicerol, outros sais e suspensão de ovos. °As micobactérias preferem crescer num intervalo de temperatura de 35-37 C. Como as micobactérias se multiplicam muito lentamente, são necessárias cerca de 8 semanas para ler a cultura (no caso de relatórios negativos). As amostras de expetoração são preparadas no meio de cultura antes da inoculação. A preparação da amostra de expetoração tem dois objectivos: 1) Descontaminar a amostra de expetoração (para remover outras bactérias desnecessárias que possam interferir com o esfregaço ou a cultura) 2)

liquefazer o muco e os depósitos orgânicos na amostra. Após o processamento, a expetoração é preparada para cultura. Na cultura, a positividade é determinada pela observação das colónias no meio LJ. As colónias de *M. tuberculosis* têm uma caraterística morfológica, são ásperas e de cor creme (também referidas como "buff, rough and tough"), como se mostra na Figura 2. Foi relatado que *o M. tuberculosis* cresce rapidamente em comparação com o LJ noutros meios à base de ágar, como o 7H10 ou o 7H11 (10-12 dias em comparação com 18-24 dias para o LJ (Pfyffer, 2015). No entanto, a desvantagem destes meios à base de ágar é que não são estáveis e deterioram-se frequentemente. Uma vez que a notificação de uma cultura positiva demora muito tempo, a tomada de decisões em matéria de saúde pública é atrasada. Isto afecta o início precoce do tratamento e a prevenção de uma maior propagação da doença. É muito problemático se as estirpes forem resistentes aos medicamentos.

Figura 2: Deteção do crescimento de *M. tuberculosis* em meio LJ. *M. tuberculosis* a crescer como colónias amareladas rugosas (aqui brancas) em meio LJ 6 semanas após a inoculação. *(Imagem cortesia: NIRT, Índia).*

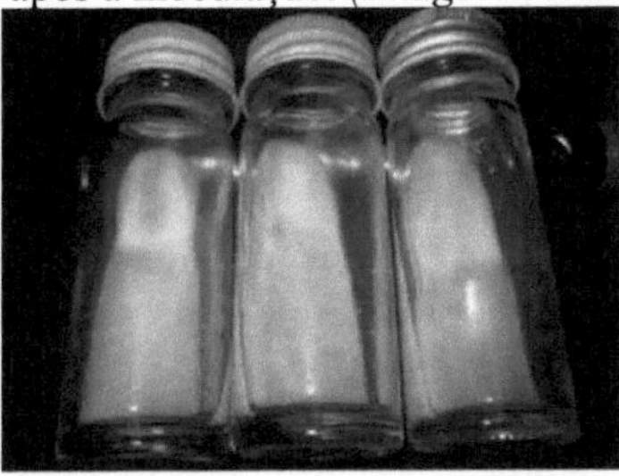

O crescimento do *M. tuberculosis* em meios líquidos é ainda mais rápido do que em meios sólidos, ou seja, cerca de 10 dias em sistemas automatizados de base líquida. Os testes de cultura líquida amplamente utilizados incluem o Mycobacterial Growth Indicators (MGIT) da BD Biosystems. Este método utiliza um meio 7H9 modificado para o crescimento de micobactérias. Este método utiliza um indicador fluorescente cuja fluorescência é atenuada pelo oxigénio no tubo. As micobactérias utilizam o oxigénio no tubo e provocam a fluorescência do indicador, indicando a presença de micobactérias no tubo. O dispositivo automatizado para a deteção da fluorescência é designado por sistema BACTEC MGIT 960. No entanto, não é muito utilizado em locais com poucos recursos devido ao seu custo.

O teste de amplificação de ácidos nucleicos (NAAT) é também um método molecular comum para o diagnóstico de *M. tuberculosis*. É utilizado em casos em que a carga bacilar é muito baixa para o diagnóstico através de métodos padrão. A sua desvantagem é que não consegue distinguir entre bacilos vivos e mortos, uma vez que detecta *o M. tuberculosis* com base em sequências específicas do seu genoma. Estes testes são recomendados pelo CDC para "rastrear pelo menos uma amostra respiratória de qualquer doente com sinais e sintomas de tuberculose pulmonar para o qual o diagnóstico de tuberculose está a ser considerado mas ainda não estabelecido e para o qual o resultado do teste alteraria a gestão de casos ou as medidas de controlo da tuberculose" (CDC Morbidity and Mortality Weekly Report, 2009). Um dos NAAT utilizados no diagnóstico de estirpes de TB resistente aos medicamentos é o GeneXpert MTB/RIF (Cepheid, Sunnyvale, Califórnia), que tem como alvo o gene rpoB (ARN polimerase) mutado na resistência à rifampicina (RIF). A sequência do gene mutado é amplificada e detectada utilizando sondas fluorescentes específicas. Este teste é rápido, podendo os resultados ser obtidos em 90 minutos a partir de amostras de expetoração não tratadas, e compara-se favoravelmente com o teste convencional de suscetibilidade aos medicamentos (DST), por vezes referido como DST fenotípico, em que as estirpes resistentes aos medicamentos são cultivadas e contêm o antibiótico ao qual *o M. tuberculosis* é resistente, e em que o tempo de notificação é de aproximadamente 6 semanas.

(ii) Baseado no anfitrião

Um dos diagnósticos mais antigos da tuberculose é o exame radiológico do tórax através de raios X. Trata-se de um instrumento complementar no diagnóstico inicial e no acompanhamento do tratamento da tuberculose. Os marcadores radiológicos que são úteis para definir a TB são as opacidades dos lobos superiores, o derrame pleural unilateral e a presença de cavidades, linfadenopatia hilar ou mediastínica. O diagnóstico radiológico da TB é apresentado na Figura 3 para um doente com TB pulmonar em tratamento. A desvantagem desta ferramenta é que outras infecções não tuberculosas são consideradas como tuberculose-like e complicam a decisão. A tuberculose também pode imitar outras doenças, o que complica a tomada de decisões. Por conseguinte, para tomar uma decisão final, é diagnosticada uma amostra de expetoração para *M. tuberculosis.*

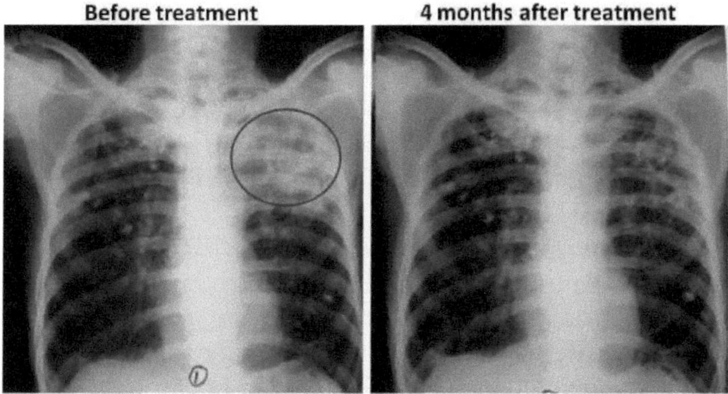

Figura 3 Diagnóstico radiológico de TB pulmonar. Radiografia do tórax de um doente com TB pulmonar mostrando opacidades alveolares no ápice do pulmão esquerdo (círculo no painel esquerdo) e melhoria do pulmão esquerdo após tratamento anti-TB (painel direito).

No caso da tuberculose latente, em que os bacilos não podem ser detectados na expetoração, o teste atual utiliza a resposta imunitária desencadeada pela bactéria no hospedeiro. O teste mais comummente utilizado para o diagnóstico da tuberculose latente é o teste cutâneo com derivado proteico purificado (PPD), o teste de Mantoux ou o teste cutâneo da tuberculina (TST). Neste teste, o PPD é injetado por via intracutânea na superfície flexora ou dorsal do antebraço e o teste é lido após 48 a 72 horas. Um resultado positivo pode ser reconhecido por um endurecimento (inchaço) e eritema (vermelhidão). De acordo com as directrizes do CDC para o teste cutâneo de Mantoux, diferentes categorias de doentes têm diferentes tamanhos de endurecimento: >5 mm (contactos recentes de doentes com TB, indivíduos infectados pelo VIH, doentes que foram submetidos a transplante de órgãos, indivíduos com alterações fibróticas na radiografia sugestivas de TB anterior, doentes a tomar imunossupressores como antagonistas do TNF-a e prednisolona), >10 mm (imigrantes recentes (menos de 5 anos) de países com elevada prevalência, utilizadores de drogas injectáveis, crianças com menos de 4 anos, pessoal de laboratório de TB, bebés e adultos expostos a adultos em categorias de alto risco, pessoas com condições clínicas que as colocam em maior risco, empregados e residentes em ambientes de alto risco), >15 mm (qualquer pessoa, incluindo aquelas sem factores de risco conhecidos para a TB), indicando positividade (relatório do CDC sobre o TST, 2011). Este teste

é adequado para utilização no terreno, mas tem a desvantagem de poder dar resultados falsos positivos devido a infeção por micobactérias ambientais ou vacinação BCG.
Os outros testes alternativos para detetar a tuberculose latente são o teste Quantiferon TB Gold e o teste T spot TB. Estes testes não são muito utilizados e não são preferidos em zonas com recursos limitados devido ao seu custo.

c. Parâmetros para um teste de diagnóstico eficaz

Os parâmetros para um teste de diagnóstico eficiente são de grande importância, uma vez que desempenham um papel importante na tomada de decisões clínicas. No caso da tuberculose, um teste de diagnóstico rápido e eficiente é útil para uma gestão eficaz da doença, ou seja, para iniciar o tratamento numa fase precoce, reduzir a morbilidade do doente e interromper a cadeia de transmissão dos bacilos. A exatidão do diagnóstico refere-se à capacidade de um teste para distinguir entre um estado saudável e uma doença. Os parâmetros mais comuns utilizados para avaliar a eficácia de um teste de diagnóstico são a sensibilidade, a especificidade, os valores preditivos, os rácios de verosimilhança e as curvas ROC (receiver operating characteristic).

(i) Sensibilidade e especificidade

Enquanto a sensibilidade se refere à presença de uma doença que é reconhecida como positiva pelo teste, a especificidade refere-se à ausência de uma doença que é reconhecida como negativa pelo teste. Um teste com uma sensibilidade de 100% identifica todos os doentes com uma doença, e um teste com uma especificidade de 100% identifica todos os indivíduos que não têm uma doença. A sensibilidade pode ser definida como a proporção de verdadeiros positivos com a doença num grupo total de pessoas com a doença. É definida pela seguinte fórmula:

Ou seja, sensibilidade = resultados positivos verdadeiros (TP) / resultados positivos verdadeiros (TP) + resultados falsos negativos (FN).

A especificidade, por outro lado, é definida como a proporção de verdadeiros negativos sem a doença com um resultado de teste negativo num grupo total de pessoas sem a doença. Define-se da seguinte forma:

ou seja, especificidade = verdadeiro-negativo (TN) /verdadeiro-

negativo (TN) + falso-positivo (FP).
A prevalência não afecta a sensibilidade e a especificidade de um teste, o que significa que os resultados de um estudo podem ser extrapolados para outro contexto com uma prevalência diferente da doença (a prevalência de uma doença é definida como uma medida do número de pessoas afectadas por uma doença num determinado momento) (Simundic , 2008).

(ii) Valores preditivos

Tanto a sensibilidade como a especificidade não dizem nada sobre a probabilidade de uma pessoa que reage positivamente a um teste desenvolver ou não uma doença. Os valores preditivos são muito úteis nestas circunstâncias. Um valor preditivo positivo (VPP) é útil para definir a probabilidade de uma pessoa com um resultado positivo ter uma doença. Por conseguinte, indica a proporção de pessoas com um resultado de teste positivo num grupo de pessoas com resultados positivos.

Valor preditivo positivo = TP / TP + FP

O valor preditivo negativo (VPN) refere-se à probabilidade de uma pessoa com um resultado de teste negativo não ter a doença. Representa a proporção de pessoas com um resultado de teste negativo num grupo de pessoas com resultados negativos.

Valor preditivo negativo = TN / TN + FN

Ao contrário da sensibilidade e da especificidade de um teste, os valores preditivos são influenciados pela prevalência, o que significa que os resultados de um estudo não podem ser transferidos para um contexto com uma prevalência de doença diferente.

(iii) Quocientes de probabilidade

O rácio de verosimilhança é uma medida útil da exatidão do diagnóstico, que é definida como o rácio entre o resultado esperado do teste em pessoas com uma determinada doença e aquelas que não têm a doença. Ao contrário dos valores preditivos, o rácio de verosimilhança não depende da prevalência. O rácio de verosimilhança positivo é superior a um e o rácio de verosimilhança negativo é inferior a um. Se o rácio de verosimilhança negativo for menor, isso indica a ausência de uma doença e vice-versa.

É calculado da seguinte forma,

Rácio de probabilidade positiva = sensibilidade / 1 especificidade

Rácio de verosimilhança negativo = 1-sensibilidade /

especificidade
A utilização do rácio de verosimilhança na prática clínica está sujeita a várias limitações. Para fazer uma afirmação sobre a probabilidade da presença de uma doença antes e depois de um teste, são utilizadas as probabilidades antes e depois do teste. Para utilizar o rácio de verosimilhança, as probabilidades pré-teste (prevalência) devem ser convertidas em probabilidades e depois multiplicadas pelo rácio de verosimilhança, que deve então ser convertido na probabilidade pós-teste.

ou seja, probabilidades pós-teste = probabilidades pré-teste x rácio de verosimilhança (Sonis, 1999).

A probabilidade pós-teste é definida da seguinte forma:

Probabilidade pós-ensaio = taxa pós-ensaio / (taxa pós-ensaio + 1)

Todos os conceitos acima referidos podem ser facilmente resumidos num quadro 2 x 2 em que o estado de doença dos grupos de sujeitos é dividido em colunas e as categorias em linhas.

Diagnostic test	**Disease status**	
	Present	**Absent**
Positive	TP	FP
Negative	FN	TN

Os parâmetros para a eficiência do diagnóstico podem ser definidos da seguinte forma, com base no quadro acima:
Sensibilidade = TP / TP + FN
Especificidade = TN / TN + FP
Valor preditivo positivo = TP / TP + FP
Valor preditivo negativo = TN / TN + FN
Rácio de probabilidade positiva = sensibilidade / 1 especificidade
= (TP/TP+FN) / (1-TN/TN+FP)
= (TP/TP+FN) / (FP/TN+FP)
Rácio de verosimilhança negativo = 1-sensibilidade / especificidade
= (1-TP/TP+FN) / (TN/TN+FP)
= (FN/TP+FN) / (TN/TN+FP)

(iv) Curvas ROC

A curva ROC é uma representação da taxa de verdadeiros positivos versus a taxa de falsos positivos para diferentes pontos de corte de um teste de diagnóstico, ou seja, um par de valores de sensibilidade e especificidade de diagnóstico para cada ponto de corte individual. Para criar uma curva ROC, estes pares de valores são representados num gráfico ROC, com a especificidade 1 no eixo X e a sensibilidade no eixo Y (Figura 4). A forma da curva e a área sob a curva (AUC) determinam o poder discriminatório de um teste. Quanto mais próxima a curva estiver do canto superior esquerdo do gráfico (ou seja, quanto maior for a AUC), maior será a capacidade do teste para discriminar entre doença e não-doença. A AUC pode assumir um valor entre 0 e 1 e é um indicador de um bom teste. Um teste não discriminatório tem uma área de 0,5.

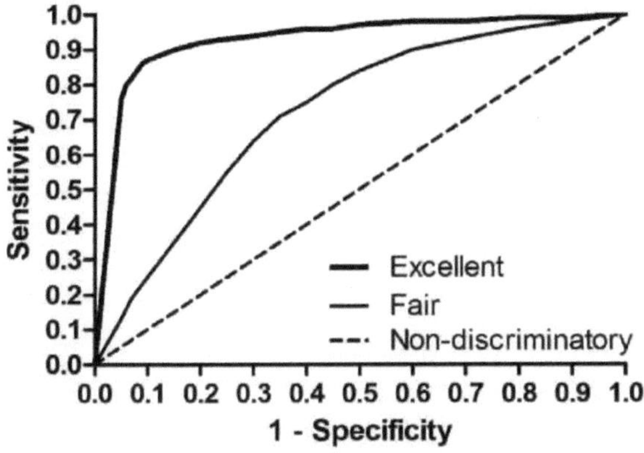

Figura 4: Comparação das curvas ROC para a fiabilidade.

Embora tenham sido discutidas muitas medidas de exatidão do diagnóstico, a principal expetativa dos clínicos e dos profissionais de saúde é saber qual a medida mais útil para prever a doença. Enquanto as medidas de sensibilidade e especificidade descrevem a forma como uma doença descreve determinados resultados de testes, os valores preditivos dizem algo sobre a probabilidade de ter uma doença se o resultado for positivo (VPP), ou a probabilidade de não ter uma doença se o resultado for negativo. Estas probabilidades (ou seja, os valores preditivos) dependem da prevalência da doença e o seu significado dificilmente pode ser transferido para além do estudo. O rácio de verosimilhança pode ser considerado uma boa escolha para indicar a precisão porque, tal como os valores preditivos, não depende da prevalência da doença.

d. Fluidos corporais para o diagnóstico da tuberculose

O local mais comum de colonização por *M. tuberculosis é* o pulmão, no caso da tuberculose pulmonar. Por conseguinte, a secreção mucosa dos pulmões, da traqueia e dos brônquios*, ou seja, a expetoração*, pode conter M. *tuberculosis* suspeito. Por conseguinte, o diagnóstico de rotina da tuberculose inclui a análise da amostra de expetoração para detetar a presença de M. *tuberculosis*. Nos casos em que os doentes não produzem expetoração, procura-se fazer uma BAL (como descrito na secção b (i)) para detetar os bacilos (em termos simples, uma lavagem dos pulmões). O procedimento envolve uma broncoscopia em que é introduzido líquido de lavagem (100-300 ml nos adultos) nos bronquíolos terminais, que é depois recolhido para testar a presença de *M. tuberculosis*. Nas crianças que engolem a expetoração e não são capazes de a tossir e de a apresentar para exame, a lavagem gástrica é preferível para a deteção do M. *tuberculosis*. Estas amostras devem ser neutralizadas imediatamente (uma vez que são ricas em ácido) antes de serem processadas. Nas pessoas que não conseguem tossir a expetoração, a indução da expetoração é realizada através da tosse e da inalação de uma solução salina hipertónica quente e estéril (3 - 5 %) sob a forma de aerossol.

Para além destes fluidos, que são úteis para o diagnóstico da TB pulmonar, os fluidos de outras partes do corpo são úteis para o diagnóstico da TB extrapulmonar. Na linfadenopatia tuberculosa, em que *o M. tuberculosis é* encontrado nos gânglios linfáticos inflamados do pescoço, é efectuada uma aspiração com agulha fina do líquido linfático. O líquido é então submetido a um esfregaço ou cultura de AFB. Em comparação com esta técnica, a biopsia de um gânglio linfático é o "padrão de ouro" para a linfadenite. No entanto, trata-se de um procedimento mais invasivo que requer anestesia antes do procedimento e deixa uma cicatriz após a cicatrização.

Na pleurite tuberculosa, o líquido pleural é aspirado por toracocentese (procedimento invasivo para remover o líquido pleural da cavidade pleural) e é efectuada uma coloração para AFB e uma cultura. A adenosina desaminase, uma das enzimas envolvidas no metabolismo das purinas, está elevada na pleurisia e a sua concentração é

determinada no líquido pleural.
No caso da meningite tuberculosa, o líquido cefalorraquidiano é recolhido por punção lombar. A amostra de LCR é corada com AFB para o diagnóstico. No entanto, a desvantagem do diagnóstico é que uma única amostra não é suficiente e a sensibilidade é baixa, pelo que um grande volume de amostra (10-15 ml) ao longo de vários dias é útil para um diagnóstico eficaz.
Para o diagnóstico da TB genito-urinária, uma amostra de urina do doente colhida em três ou cinco dias consecutivos é submetida a coloração AFB e a cultura. As culturas do líquido seminal de um homem ou do trato vaginal de uma mulher não se revelaram fiáveis para o diagnóstico de *M. tuberculosis* na TB genito-urinária. Na pericardite tuberculosa com inflamação pericárdica, o líquido pericárdico é aspirado e analisado para deteção de M. *tuberculosis* por cultura, uma vez que os bacilos são raros no esfregaço de líquido pericárdico. Na tuberculose abdominal com ascite, o líquido ascítico é colhido por esfregaço e cultura para detetar AFB.
O sangue total é recolhido para diagnosticar uma infeção latente por TB. O teste Quantiferon TB Gold detecta o interferão gama (IFN-y), que é segregado pelas células T sensibilizadas ao antigénio no sangue total. O método de cultura de sangue total é utilizado para detetar a infeção micobacteriana disseminada em doentes com VIH/SIDA (discussão pormenorizada no Capítulo 2).
Embora o AFB seja um método de diagnóstico microbiológico fiável, o NAAT é utilizado nos casos em que a contagem de bacilos é muito baixa. Como já foi referido, o tipo de fluido a utilizar para o diagnóstico da tuberculose depende do tipo de infeção e do fluido corporal disponível. Nos casos de tuberculose em que os fluidos não são acessíveis e em que a biópsia de tecidos é uma opção, esta é efectuada para estabelecer um diagnóstico definitivo em conjunto com outros procedimentos de diagnóstico.
e. Lacunas nos testes de diagnóstico
Um teste de diagnóstico ideal é um teste rápido, preciso e fiável (cujos resultados possam ser reproduzidos por outro trabalhador utilizando o mesmo procedimento). Embora os testes de diagnóstico atualmente utilizados sejam eficazes, também têm os seus pontos fracos. A baciloscopia, tal como descrita anteriormente, depende de um número suficiente de bacilos para detetar um resultado positivo e não é útil nos

casos em que a expetoração não pode ser produzida; além disso, não consegue distinguir entre bacilos mortos e vivos. O "padrão de ouro" para o diagnóstico da tuberculose, a cultura, supera as desvantagens da baciloscopia, mas o tempo de notificação é de 10 dias (no caso do eficiente sistema BACTEC 960, que se baseia em culturas líquidas). Neste caso, o NAAT pode ser eficaz na notificação de uma positividade, que demora cerca de 24 horas. Infelizmente, não consegue distinguir entre bacilos vivos e mortos. Assim, todo o arsenal de testes de diagnóstico à nossa disposição falha de uma forma ou de outra. Embora a expetoração seja uma amostra biológica facilmente disponível nos doentes, não é capaz de diagnosticar a doença em todo o seu espetro. Por conseguinte, o atual algoritmo de diagnóstico da tuberculose envolve uma combinação de métodos de diagnóstico clínicos (radiografias e outros sinais clínicos) com métodos microbiológicos para obter um diagnóstico eficaz e tomar uma decisão clínica para iniciar a terapêutica (ver Figura 5).

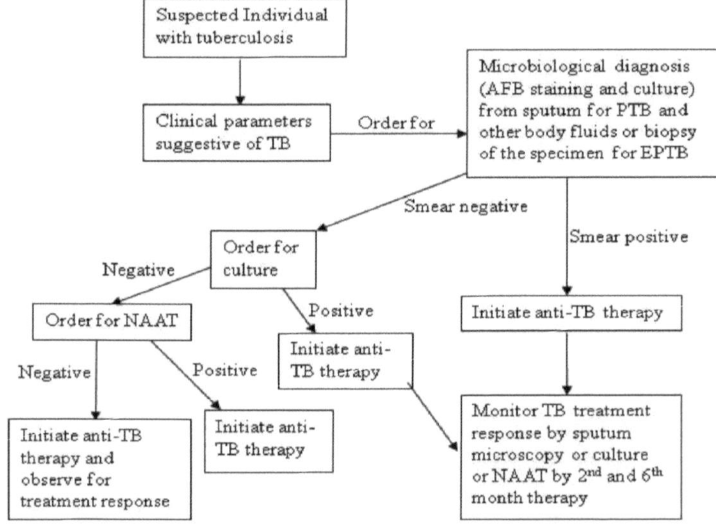

Figura 5: Algoritmo de diagnóstico atual para a TB.

O problema com o algoritmo de diagnóstico é o atraso no início do tratamento quando é detectado um resultado negativo. Os métodos alternativos para obter resultados positivos são morosos (cultura) ou não são facilmente acessíveis (NAAT), o que leva a um atraso na

tomada de decisões clínicas.
Dado o largo espetro de doença da tuberculose e a dificuldade de acesso ao organismo na tuberculose extra-pulmonar ou nos casos de baciloscopia negativa (porque é menos numeroso e/ou se instala nos órgãos, o que leva à ambiguidade), é ideal utilizar uma amostra facilmente acessível (como o sangue periférico) em todos os tipos de casos de tuberculose. No entanto, as moléculas imunitárias do hospedeiro / moléculas da bactéria que são úteis para a deteção devem ser reguladas em quantidades suficientes para serem detectadas pelos métodos de diagnóstico disponíveis. As moléculas de diagnóstico libertadas pelo *M. tuberculosis* vivo em comparação com as do *M. tuberculosis* morto (possíveis produtos de degradação) podem ser muito úteis para distinguir uma infeção ativa de uma infeção que responde à terapêutica antituberculosa (TAT). Esta técnica será muito útil, uma vez que nem a microscopia de esfregaço nem o NAAT conseguem distinguir entre bacilos vivos e mortos e que a cultura demora muito tempo a ser registada. Tendo isto em mente, um dos estudos de investigação mais recentes examinou *o M. smegmatis* vivo e morto utilizando a autofluorescência. O estudo examinou o fator de coenzima 420 (F420), que se desvanece com o tempo, e as micobactérias mortas têm uma taxa de desvanecimento diferente da das micobactérias vivas (Wong *et al.*, 2016). Embora o estudo não tenha sido efectuado em *M. tuberculosis*, a investigação parece ser promissora neste contexto.
Assim, o que se pode dizer sobre os testes diagnósticos convencionais disponíveis é que ainda não está disponível um teste único ideal que tenha todos os atributos de eficácia diagnóstica (fiabilidade, rapidez, bons rácios de verosimilhança, etc.) e que cubra todo o espetro da doença da tuberculose e que, quando esse teste estiver disponível no futuro, contribuirá para a gestão e o controlo eficientes desta doença.

Capítulo -2

Testes de diagnóstico actuais para a tuberculose

Este capítulo descreve os testes de diagnóstico atualmente utilizados para os diferentes tipos de infeção por TB, incluindo a TB ativa, latente e extra-pulmonar, e enumera as vantagens e desvantagens associadas a esses testes. São também apresentados os testes de diagnóstico da TB para a resistência aos medicamentos, a monitorização do tratamento anti-TB e a co-infeção com o VIH ou outras comorbilidades. Alguns dos testes mencionados no primeiro capítulo são aqui brevemente revisitados, uma vez que são frequentemente utilizados no diagnóstico atual da TB.

a. Testes para o diagnóstico de doença ativa

Os testes atualmente utilizados para a tuberculose pulmonar, as suas armadilhas e a visão geral dos testes foram descritos no capítulo anterior. *A Mycobacterium tuberculosis* tem uma parede celular que é resistente à coloração com corantes de anilina, como a coloração de Gram. Por isso, apresenta uma coloração fracamente positiva na coloração de Gram. Na microscopia de esfregaço, que é comum em muitas áreas, a coloração ZN é utilizada para detetar *M. tuberculosis*. Noutras áreas, onde este método é acessível, realiza-se a coloração fluorescente com base na auramina e rodamina e os resultados são visualizados com um microscópio de fluorescência. Tal como foi referido no capítulo anterior, a expetoração pode ser processada e depois fazer-se um esfregaço, o que se designa por "esfregaço indireto", ou pode ser preparada diretamente, o que se designa por "esfregaço direto". Em comparação com as amostras pontuais colhidas no centro de colheita de expetoração, as amostras colhidas de manhã cedo dão melhores resultados, uma vez que as secreções *contendo M. tuberculosis* se acumulam durante a noite.

A coloração do *M. tuberculosis é efectuada* pelo método "quente", em que o esfregaço é aquecido após a adição de carbol-fucsina para facilitar a penetração do corante. Em alternativa, no método "frio" (método de coloração a frio de Kinyoun), é utilizada uma concentração mais elevada de carbol-fucsina para obter a coloração (o que ajuda a atuar como mordente e a ligar-se às células) e o esfregaço não é aquecido. O método "quente", que envolve aquecimento, resulta na aerossolização do fenol (isto é, a fucsina de carbol é uma mistura de fenol e fucsina básica), que é perigosa e para a qual existe um limite permitido de 5 ppm. A coloração a frio é, por conseguinte, preferida nestes casos. No entanto, em muitos países em desenvolvimento, a coloração ZN continua a ser utilizada, apesar dos perigos, devido à sua viabilidade.

Coloração de Ziehl-Neelsen (ZN):

No método de coloração ZN, os esfregaços corados contêm uma mistura de bacilos vivos e mortos, que são contados. O procedimento seguinte descreve como os esfregaços directos são submetidos à coloração ZN.

A expetoração é espalhada no centro da lâmina, inundada com fucsina carbónica e aquecida até à formação de vapores. Não deve entrar em ebulição. Deixar repousar durante cinco minutos e lavar o excesso de corante com água. O esfregaço é então coberto com álcool ácido a 3% (ácido clorídrico a 3% em álcool etílico) ou ácido sulfúrico a 20% durante 2-5 minutos. Em seguida, lava-se com água limpa e adiciona-se uma contracoloração, por exemplo, azul de metileno ou verde de malaquite. O excesso de corante é lavado com água limpa e a lâmina é seca ao ar. O esfregaço é visualizado ao microscópio com uma objetiva de imersão em óleo de 100X.

Como já foi referido, *o M. tuberculosis retém a* cor da carbol-fucsina e cora-se de púrpura a vermelho, não sendo afetado pelo álcool ácido utilizado nas etapas subsequentes. Outros organismos não ácido-resistentes coram inicialmente de vermelho após a adição de carbol-fucsina, mas perdem esta cor após o tratamento com álcool ácido e retêm a cor da contracoloração. É necessário um cuidado extremo com as lâminas coradas com ZN, uma vez que a fixação com álcool mata *o M. tuberculosis*, mas a fixação com calor não o faz.

O diagnóstico microscópico de acordo com a coloração de Ziehl-Neelsen é geralmente efectuado após a visualização de 300 campos. Se estiverem presentes apenas alguns bacilos (1 ou 2), pode ser analisada uma nova amostra para confirmar o diagnóstico. A positividade registada com base nos campos observados é indicada a seguir:

Fields observed	Report
0 AFB/smear	Negative
1-9 AFB/100 fields	Exact number
10-99 AFB/100 fields	+
1-10 AFB/50 fields	++
>10 AFB/field atleast in 20 fields	+++

Vantagens da coloração ZN:

1. O procedimento também pode ser realizado facilmente num ambiente com recursos limitados.
2. Não requer instrumentos complicados e é económico.
3. O processo é muito simples e requer uma formação mínima.

Desvantagens:

1. Não distingue entre bacilos vivos e mortos. As pessoas que são tratadas também produzem bacilos mortos na expetoração e são positivas.
2. Não distingue entre diferentes espécies de micobactérias. Todas as espécies são positivas para a coloração ZN
3. Como já foi descrito, não é útil para pessoas incapazes de produzir expetoração e para pessoas infectadas de forma latente.

A coloração por fluorescência é eficaz em comparação com a coloração por ZN, uma vez que as bactérias podem ser visualizadas com uma ampliação menor, por exemplo, 40x em comparação com 100x para a coloração por ZN. Além disso, há menos cansaço visual e, se for necessário examinar um grande número de esfregaços, isso pode ser feito num tempo relativamente mais curto do que com a coloração de ZN. A desvantagem da coloração fluorescente é o facto de ser carcinogénica (por exemplo, auramina e rodamina). Uma vez que a fluorescência pode desaparecer com o tempo, as lâminas coradas com auramina e rodamina devem ser lidas no prazo de 24 horas.

Coloração por fluorescência - Coloração com auramina e rodamina (AR):

O corante Auramine O pode ser utilizado sozinho ou em combinação com rodamina (corante Truant) para a coloração. O corante fluorescente auramina-rodamina liga-se aos ácidos micólicos do *M. tuberculosis* e é resistente ao tratamento subsequente com álcool ácido e à coloração com permanganato de potássio (que não fluoresce outros resíduos para reduzir os artefactos). As células que absorveram o corante apresentam uma fluorescência laranja-avermelhada contra um fundo escuro. As células que são negativas para o corante não fluorescem e aparecem em amarelo pálido. A fluorescência é geralmente medida na presença de luz ultravioleta (UV) produzida por lâmpadas de vapor de mercúrio. Em comparação com estas lâmpadas, os díodos emissores de luz (LED) são muito eficientes em termos energéticos, duradouros e não produzem luz UV (Minion *et al.*, 2011). O método de coloração por fluorescência não requer uma objetiva de imersão em óleo para a visualização do *M. tuberculosis* nem o aquecimento da amostra.

Uma revisão sistemática (Steingart *et al.*, 2006) analisou a eficácia da microscopia de fluorescência em comparação com a microscopia convencional. A dimensão média da amostra de vários estudos (45 estudos) foi de 1907 doentes/amostras. A sensibilidade da microscopia convencional situou-se entre 32-94 % e a da microscopia de fluorescência entre 52-97 %. Os autores verificaram que as diferenças médias agrupadas para a microscopia de fluorescência eram 10 % superiores às da microscopia convencional. Assim, verificou-se que a microscopia de fluorescência tinha uma maior sensibilidade na deteção do *M. tuberculosis*, mas a especificidade de ambas as técnicas foi semelhante neste estudo. A OMS recomendou mesmo a utilização da coloração por fluorescência em vez da coloração de Ziehl-Neelsen, sempre que possível. Um problema com os métodos de coloração AFB é que outras micobactérias que são ligeiramente ácido-rápidas ou ácido-rápidas dão resultados positivos. Exemplos de tais organismos são: Nocardia, Rhodococcus, *Legionella micdadei*, etc.

Embora a baciloscopia seja utilizada para o diagnóstico de rotina da TB, a cultura é considerada o *"padrão ouro"*. A utilização de culturas sólidas e líquidas e as suas vantagens e desvantagens foram discutidas no capítulo anterior. Como já foi mencionado, *o M. tuberculosis cresce* mais rapidamente em meios líquidos do que em meios sólidos. Os meios líquidos para cultura são recomendados pela OMS nos países de rendimento médio e baixo (relatório sumário da OMS da reunião do grupo de peritos sobre a utilização de meios de cultura líquidos, 2007). Os meios líquidos não são apenas utilizados para culturas de micobactérias, mas também para testes de suscetibilidade a medicamentos (DST) de micobactérias.

Um dos métodos de cultura líquida mais utilizados é o sistema BACTEC. Em comparação com o sistema líquido anterior (BACTEC 460), em que o crescimento micobacteriano era medido por radiometria, o BACTEC 960 atualmente utilizado utiliza um indicador fluorescente para medir o crescimento micobacteriano. O sistema BACTEC 960 é apresentado na Figura 6. Este sistema é muito mais seguro (não há problemas de eliminação de resíduos radioactivos) e tem um tempo de relatório mais curto do que o dispositivo anterior. [1414]O sistema BACTEC 460 anterior foi utilizado para medir a degradação de palmitato (C) radiomarcado em CO_2 (dióxido de carbono radiomarcado) por *M. tuberculosis* num meio líquido Middlebrook 7H12. Numa meta-análise de 10 estudos sobre as capacidades de diagnóstico dos sistemas BACTEC 460 e 960, verificou-se que existem apenas diferenças muito pequenas na sensibilidade e especificidade das duas técnicas. No caso do sistema BACTEC 960, a sensibilidade e a especificidade foram de 81,5 % e 99,6 %, enquanto nos estudos que utilizaram o BACTEC 460, a sensibilidade e a especificidade foram de 85,8 % e 99,9 %. Se a sensibilidade dos meios sólidos for combinada, a sensibilidade do BACTEC 960 aumenta para 87,7 % e a do BACTEC 460 para 89,7 %.

Esta meta-análise prova, assim, que a capacidade de diagnóstico do sistema BACTEC 960 é comparável à do sistema BACTEC 460 utilizado anteriormente (Cruciani *et al.*, 2004).

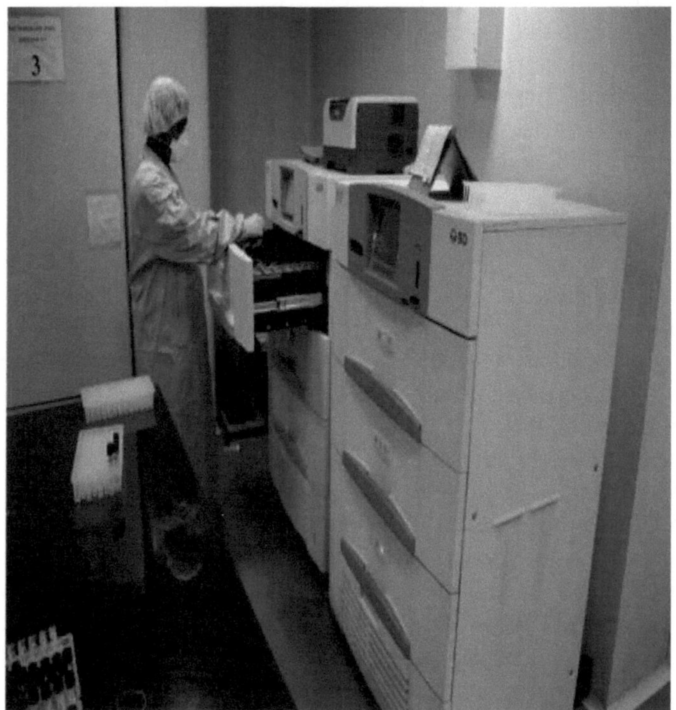

Figura 6: Sistema BACTEC MGIT 960. A imagem mostra um operador a inserir tubos MGIT no sistema BACTEC MGIT 960. O sistema utiliza tecnologia fluorométrica para medir o consumo de oxigénio para a deteção do crescimento de micobactérias. *(Imagem cortesia de: NIRT, Índia. Reproduzida com a permissão da Becton, Dickinson and Company).*

Observação microscópica da sensibilidade aos medicamentos (MODS) para determinar a resistência aos medicamentos e o diagnóstico da tuberculose:

Uma versão modificada do método de cultura em meio líquido, designada por observação microscópica da suscetibilidade aos medicamentos (MODS), é muito útil em contextos de recursos limitados para o diagnóstico de *M. tuberculosis*. Este método envolve a deteção de micobactérias vivas em placas de cultura, uma vez que a M. *tuberculosis* cresce mais rapidamente em meios líquidos (meio 7H9) e tem uma morfologia distinta, como filamentos ou emaranhados que podem ser observados microscopicamente. Se for positivo, este fenómeno de engolfamento pode ser observado no prazo de 5-10 dias. Também é utilizado para o teste simultâneo de suscetibilidade à isoniazida e à rifampicina. A expetoração a utilizar para o teste MODS tem de ser liquefeita (com N-acetil-L-cisteína) e descontaminada (com hidróxido de sódio) para remover outros bacilos, e tem de ser concentrada utilizando uma centrifugadora. A amostra pode então ser cultivada em placas de cultura com meios líquidos (Brady *et al.*, 2008). A sensibilidade e o valor preditivo do ensaio MODS, juntamente com o esfregaço de expetoração e o Xpert MTB/RIF, foram investigados numa população pediátrica (73 pacientes) e verificou-se que o MODS tinha um desempenho tão bom como o Xpert MTB/RIF (Nhu *et al.*, 2013). Verificou-se que o ensaio MODS tinha uma sensibilidade de 51,7% em comparação com o Xpert MTB/RIF, que tinha uma sensibilidade de 50,0%. O MODS teve um desempenho melhor do que a zaragatoa, que teve uma sensibilidade de 37,9%. O VPP e o VPN para o MODS foram de 96,8% e 33,3%, enquanto que para o Xpert MTB/RIF foram de 100% e 34,1%. O tempo de notificação variou consideravelmente entre o Xpert MTB/RIF e o MODS. Foi de cerca de 2 horas para o Xpert MTB/RIF e de cerca de uma semana para o MODS (Nhu *et al.*, 2013). No entanto, o teste MODS elimina a necessidade de equipamento dispendioso (como o BACTEC ou o Xpert MTB/RIF) e requer apenas um laboratório de biossegurança (BSL) e um microscópio invertido para observar e registar o crescimento do *M. tuberculosis*.

b. Testes para a tuberculose extra-pulmonar

Enquanto as ferramentas de diagnóstico para a TB pulmonar estão facilmente disponíveis, para a TB extra-pulmonar existem poucas ferramentas ou são necessárias várias abordagens para chegar a uma conclusão. Por conseguinte, o tratado sobre este tema é analisado em pormenor nas secções seguintes, a fim de permitir uma melhor compreensão desta área misteriosa. A tuberculose extra-pulmonar representou 15% dos 6,1 milhões de novos casos de tuberculose em 2015, de acordo com o relatório da OMS (WHO Global TB report,

2016). A importância da tuberculose extrapulmonar foi reconhecida com o aparecimento da infeção pelo VIH, em que a tuberculose é uma manifestação comum devido ao estado imunocomprometido. A tuberculose extrapulmonar pode ocorrer como uma doença autónoma em indivíduos imunocompetentes ou em associação com o VIH ou outras doenças imunocomprometidas. As formas mais comuns são a linfadenite tuberculosa (ou tuberculose dos gânglios linfáticos), seguida da tuberculose pleural e da tuberculose esquelética. Outras formas, como a TB meníngea, a TB urogenital, a TB pericárdica, a TB peritoneal, etc., ocorrem com menos frequência (Figura 7).

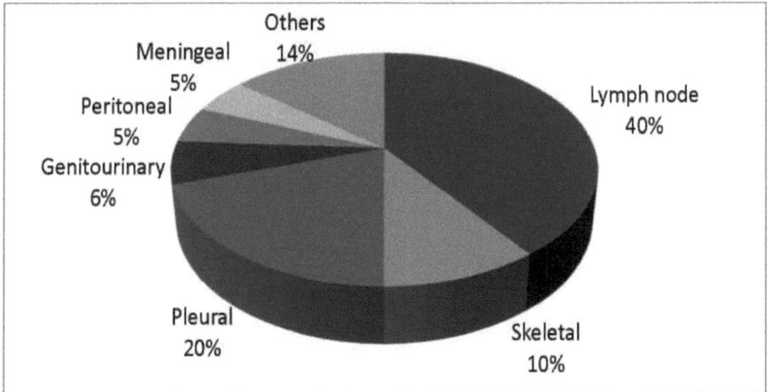

Figura 7: Frequência das diferentes formas de TB extra-pulmonar.

A tuberculose extra-pulmonar conduz à morbilidade dos órgãos infectados e a uma elevada taxa de mortalidade dos doentes devido aos danos extensos. Por conseguinte, é necessário um diagnóstico e tratamento precoces para evitar uma maior destruição. Para o diagnóstico, é normalmente feito um aspirado ou uma biopsia do local infetado para obter um esfregaço microscópico de AFB e uma cultura. Uma vez que a microscopia também não é muito promissora em muitos casos (porque as amostras não são acessíveis em determinados locais e só estão presentes alguns ou nenhuns *M. tuberculosis*), são utilizados procedimentos de imagiologia, como a ressonância magnética (RM) e a tomografia computorizada (TC), para além da avaliação por biópsia, para fazer um diagnóstico.

No Quadro 1 é apresentada uma lista exaustiva de testes de diagnóstico para a TB extra-pulmonar.

Quadro 1: Testes de diagnóstico utilizados para tipos comuns de TB extra-pulmonar.

Extra-pulmonary TB types	**Diagnostic test**
Lymphadenitis	Fine needle aspiration cytology, AFB smear microscopy, culture and NAAT for *M. tuberculosis* detection. CT and MRI of the neck
Pleuritis	Chest X-ray, Thoracentesis, biomarker – adenosine deaminase, Pleural biopsy and histology, AFB smears and culture for pleural fluid, pleural tissue and sputum. CT scans for observing parenchymal lesion and lymphadenopathy
Genito-urinary TB	Urine examination (3 early morning samples) or biopsy for AFB smear and culture, TST. In the case of men, prostatic fluid is examined. In women hysterosalpingography, endometrial biopsy and laparoscopy for sampling other reproductive tissues.
Central nervous system TB (TB meningitis, intracranial tuberculoma, tuberculous brain abscess, spinal tuberculous arachnoiditis)	CSF examination and AFB smear and culture, nucleic acid amplification tests for detecting *M. tuberculosis*. CT for diagnosis of tuberculomas.
Osteoarticular TB (Skeletal and joint TB)	Tissue biopsy, MRI and CT scans, AFB smear and culture from cold abscess, NAAT.
Ocular TB	*M. tuberculosis* culture from intraocular fluids NAAT for detecting *M. tuberculosis**, TST, Chest X-ray.
Abdominal TB	AFB smear and culture of ascitic fluid in the case of TB ascites.

Cutaneous TB	Histopathology of skin biopsy, NAAT from biopsy specimens.
Miliary TB	Chest radiographs, HRCT chest scans, AFB smear and culture of suspected body fluids/ biopsy, NAAT
Pericardial TB	Staining and culture of AFB from pericardial fluid in the case of TB pericarditis, histopathological study of pericardium, Chest X-ray showing enlarged cardiac silhouette, ECG shows non-specific changes in T waves. ECG shows thickening of pericardium and/or pericardial effusion.

*Quase sempre negativo, porque há menos bacilos presentes na amostra
AFB - bacilos álcool-ácido resistentes; CT - tomografia computorizada; MRI - ressonância magnética; TST - teste cutâneo da tuberculina; CSF - líquido cefalorraquidiano; NAAT - teste de amplificação do ácido nucleico; HRCT - tomografia computorizada de alta resolução; ECG - eletrocardiograma.

Os testes de diagnóstico da tuberculose extra-pulmonar são brevemente descritos a seguir:

Linfadenite tuberculosa:

É a forma mais comum de TB extrapulmonar e ocorre mais frequentemente em crianças e adultos jovens. Também é conhecida como escrófula. O gânglio linfático mais frequentemente afetado é o gânglio linfático cervical; neste caso, chama-se linfadenite cervical. Outros gânglios linfáticos afectados são os mediastínicos, axilares, mesentéricos, portais hepáticos, peri-hepáticos e inguinais. O envolvimento dos gânglios linfáticos mediastinais na TB pode levar à obstrução do ducto torácico, disfagia, fístula traqueoesofágica e outras complicações clínicas. Os gânglios linfáticos aumentados podem também levar a obstrução biliar e iterícia. O diagnóstico precoce da linfadenite tuberculosa é, por conseguinte, essencial para evitar comorbilidades e complicações. As modalidades de diagnóstico incluem um teste cutâneo PPD, exame radiológico, citologia aspirativa por agulha fina (FNAC) (Figuras 8A e 8B), coloração AFB e cultura do aspirado para detetar *M. tuberculosis*, e biopsia do tecido do gânglio linfático. A biopsia do tecido dos gânglios linfáticos e os exames histológicos posteriores revelaram granulomas de células epitelioides, células gigantes multinucleadas e caseações (Figuras 8C e 8D). Os granulomas com caseação foram encontrados em cerca de 77% das amostras de FNAC, pelo que este método parece ser muito prometedor para o diagnóstico (Lau *et al.*, 1990). A combinação de um teste cutâneo PPD com uma FNAC demonstrou aumentar o rendimento do diagnóstico (Lau *et al.*, 1990). Os esfregaços de AFB mostram bacilos em 25-50% das amostras, e *o M. tuberculosis* foi isolado em 70% dos casos (Huhti *et al.*, 1975). A sensibilidade e a especificidade da PAAF na deteção da linfadenite tuberculosa foram de 88% e 96%, respetivamente (Chao et al., 2002).

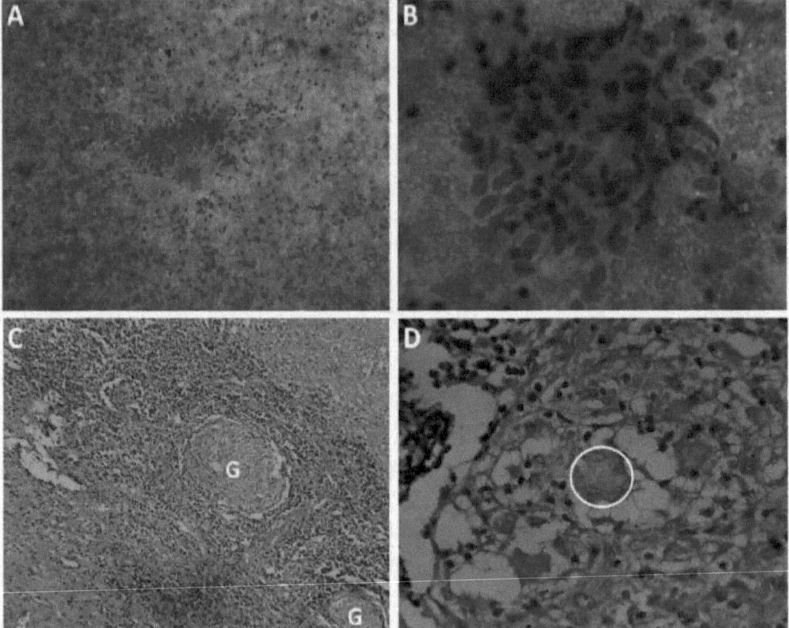

Figura 8: Diagnóstico de linfadenite tuberculosa no local da infeção. A) Coloração de May-Grunwald-Giemsa de uma citologia aspirativa por agulha fina mostrando aglomerados de células epitelióides (granulomas) e detritos celulares de uma lesão granulomatosa (100X ampliação). B) Numa ampliação maior (400x), podem ser reconhecidas células epitelióides azuis com histiócitos e linfócitos (aqui a preto). C) Coloração com hematoxilina e eosina de uma biopsia de um gânglio linfático de um doente com TB, mostrando um granuloma (identificado como G) rodeado por células linfóides (ampliação de 100x). D) Maior ampliação (400X) de um granuloma da biopsia de

um gânglio linfático, mostrando células multinucleadas gigantes (assinaladas com um círculo) *(Imagem cortesia: SN Medical College, Índia).*

Pleurisia tuberculosa:

É uma forma comum de TB extrapulmonar, perdendo apenas para a linfadenite em termos de prevalência. Pensa-se que a pleurite tuberculosa se deve à rutura de um foco caseoso no pulmão que invade o espaço pleural (Light, 2007). Os antigénios *do M.* tuberculosis que entram no espaço pleural desencadeiam uma reação de hipersensibilidade retardada através da sensibilização das células T. Os derrames pleurais são geralmente encontrados unilateralmente na cavidade pleural e resolvem-se espontaneamente sem terapia. No entanto, a tuberculose pode recidivar mesmo depois de ter diminuído e podem ocorrer complicações como fístulas broncopleurais e enfisema. A pleurisia tuberculosa pode ocorrer isoladamente ou em conjunto com a tuberculose pulmonar. A TC é sensível na deteção de linfadenopatia e de lesões parenquimatosas, tendo sido relatado que 86% dos doentes com pleurisia tuberculosa apresentavam lesões parenquimatosas coexistentes (Kim *et al.*, 2006). Em doentes com pleurisia tuberculosa, a coloração de AFB em amostras de expetoração é negativa, a menos que o parênquima pulmonar esteja afetado por uma lesão. No entanto, o rendimento do diagnóstico (55% por cultura de micobactérias) em amostras de expetoração induzida é elevado em doentes com pleurisia tuberculosa sem lesões parenquimatosas na radiografia torácica (Conde *et al.*, 2003). Por conseguinte, a microscopia da expetoração deve ser considerada para o diagnóstico de pleurisia por TB, independentemente da presença de lesões parenquimatosas na radiografia do tórax. O líquido pleural é examinado através da punção do exsudado pleural utilizando a técnica de toracocentese. O esquema torácico para a pleurisia tuberculosa é apresentado na Figura 9. No caso da biopsia do líquido pleural, é recolhida uma amostra de biopsia pleural com uma agulha cega. A amostra de biópsia é então examinada histologicamente e corada para AFB e é efectuada uma cultura.

Figura 9: Radiografia do tórax de um doente com TB com derrame pleural no pulmão esquerdo e consolidação lobar. *(Imagem cortesia: SN Medical College, Índia).*

Um dos marcadores bioquímicos úteis para o diagnóstico da pleurisia é a adenosina desaminase (ADA). O teste da ADA baseia-se na deteção de peróxido de hidrogénio ou de amoníaco após a desaminação da adenosina em inosina pela ADA. A presença desta enzima no líquido pleural é uma indicação da presença de linfócitos e monócitos activados. A reação catalisada pela ADA processa-se da seguinte forma:

O valor de corte aceite para a ADA no líquido pleural é de 40 U/L. Uma grande meta-análise (que examinou 2796 doentes com pleurisia tuberculosa e 5297 doentes com pleurisia não tuberculosa) mostrou que a ADA é superior como marcador com uma sensibilidade de 92 % e uma especificidade de 90 % no diagnóstico de pleurisia tuberculosa (Liang *et al.*, 2008). Num estudo realizado por Conde *et al* (2003), o rendimento diagnóstico das culturas de AFB em várias amostras biológicas (ou seja, expetoração, líquido pleural, tecido de biópsia pleural) e por histologia foi investigado em 84 doentes com pleurisia por TB (dos quais 71 eram seronegativos para o VIH e 13 eram VIH positivos). Verificou-se que o exame histológico das amostras de biópsia pleural (presença de inflamação granulomatosa) deu o maior rendimento diagnóstico (78%), seguido do rendimento bacteriológico (cultura de AFB) para o tecido pleural (62%), a expetoração induzida

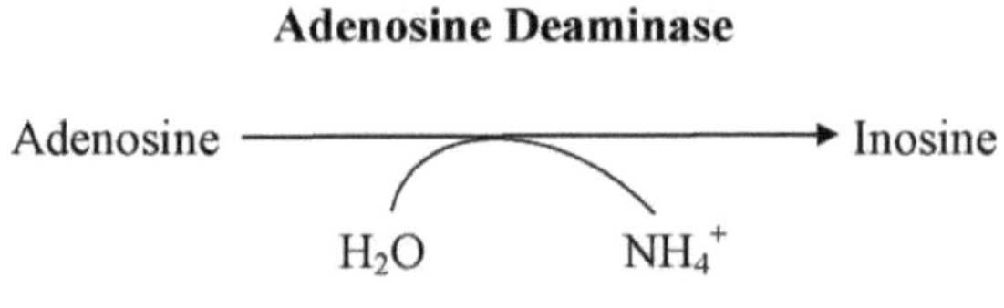

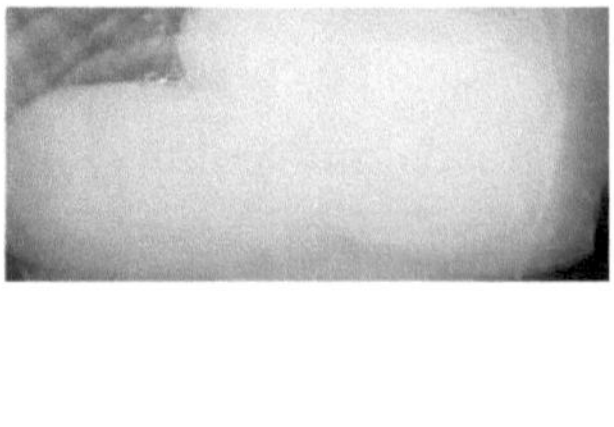

Adenosine Deaminase

$$\text{Adenosine} \xrightarrow[H_2O \quad NH_4^+]{} \text{Inosine}$$

(52%) e o líquido pleural (12%).
A modalidade de diagnóstico da pleurisia tuberculosa inclui, por conseguinte, testes bioquímicos, testes microbiológicos no líquido pleural, exame microbiológico da expetoração para deteção de *M. tuberculosis* e deteção de *M. tuberculosis* em amostras de biopsia pleural.

Tuberculose do sistema nervoso central (SNC):

A tuberculose do SNC inclui a meningite tuberculosa, os tuberculomas intracranianos e a aracnoidite tuberculosa da coluna vertebral. É uma forma mais grave de tuberculose extrapulmonar que leva à morte e à incapacidade em mais de metade das pessoas afectadas. A semelhança da meningite tuberculosa (TBM) com a meningoencefalite dificulta o diagnóstico diferencial. O prognóstico da doença é mau e a doença avançada caracteriza-se por sintomas neurológicos como coma, convulsões, pressão intracraniana e hemiplegia. O líquido cefalorraquidiano (LCR) obtido por punção lombar é analisado microbiologicamente e bioquimicamente. Várias punções lombares (até 4) aumentam a sensibilidade do diagnóstico para mais de 85% (Kennedy & Fallon, 1979). Outro método para melhorar a taxa de deteção nos esfregaços de LCR consiste em centrifugar o LCR a velocidades mais elevadas durante um período de tempo mais longo (3000 xg durante 30 minutos), o que aumenta a recuperação do *M. tuberculosis, uma* vez que o teor lipídico mais elevado torna o LCR flutuante (Kubica & Kent, 1985). As alterações bioquímicas e citológicas características do LCR na meningite tuberculosa são: a) contagem anormalmente elevada de linfócitos (pleocitose), ou seja, número de células brancas entre 100 e 500 células/ц! (Nas fases iniciais da doença, predominam os neutrófilos, seguindo-se uma mudança para um aumento da contagem de linfócitos) b) níveis elevados de proteínas, ou seja, 100 e 500 mg/dl c) níveis baixos de glucose inferiores a 45 mg/dl. A sensibilidade para o diagnóstico da TBM através da coloração ZN do LCR mais comummente utilizada não é superior a 20% (Garg, 1999). A cultura do LCR em tubos MGIT ou o teste MODS para deteção de *M. tuberculosis* resulta numa sensibilidade superior de cerca de 60% em comparação com a cultura sólida, mas o tempo de leitura da cultura é de cerca de 1-4 semanas (Caws *et al.*, 2007). É importante referir que um resultado negativo da cultura não exclui a presença de TBM. Dada a taxa de mortalidade mais elevada associada à TBM, o diagnóstico e o tratamento imediatos podem salvar vidas. Por conseguinte, o Xpert MTB/RIF pode ser utilizado para o diagnóstico precoce da TBM, bem como das infecções por TBM resistente à rifampicina, mas tem problemas de sensibilidade (Rufai *et al.*, 2017; Nhu *et al.*, 2014). As tomografias computorizadas são muito úteis para o diagnóstico de tuberculomas.

TB osteoarticular (OATB):

A tuberculose dos ossos e das articulações pode apresentar-se sob a forma de artrite ou osteomielite. Afecta mais frequentemente a coluna vertebral (tuberculose espinal ou doença de Pott) e as articulações que suportam o peso. O diagnóstico e o tratamento imediatos são essenciais, uma vez que o atraso pode levar à destruição e deformação do osso/articulação. A deformidade mais comum afecta as vértebras torácicas, resultando numa curvatura anormal da coluna vertebral conhecida como cifose. O risco associado é a paraplegia devido à compressão da medula espinal. Na tuberculose espinal, forma-se um abcesso frio à volta da lesão espinal. A imagiologia desempenha um papel muito importante no diagnóstico e na decisão de tratamento deste grupo de doentes. A ressonância magnética é muito útil para o diagnóstico da espondilite tuberculosa (Hoffman *et al.*, 1993), sendo mais sensível do que as radiografias e mais específica do que a TAC. É também muito eficaz no diagnóstico de vértebras colapsadas e abcessos epidurais na TB espinal (Burrill *et al.*, 2007). A biópsia é efectuada a partir do centro do corpo vertebral sob a orientação de técnicas de imagiologia e é considerada o padrão de ouro para o diagnóstico de OATB. A amostra de biópsia assim obtida é examinada histopatologicamente para o diagnóstico. Os aspirados de abcessos frios e do líquido sinovial são submetidos a coloração e cultura de AFB. O NAAT é utilizado para o diagnóstico precoce a partir de aspirados ou tecidos. Num estudo de diagnóstico de 50 doentes com OATB utilizando técnicas microbiológicas e moleculares, a coloração de AFB e a cultura tiveram uma sensibilidade semelhante (12%), enquanto a histopatologia e o NAAT tiveram capacidades de diagnóstico semelhantes (100% e 98%) (Jain *et al.*, 2008). A histopatologia, o NAAT, a coloração de AFB e a cultura da amostra de biopsia recolhida para o estudo devem, por conseguinte, ser considerados no diagnóstico de OATB.

Tuberculose genito-urinária (TBGU):
Na maioria dos casos, a TB genito-urinária resulta da propagação do *M. tuberculosis* dos pulmões (TB pulmonar) através do sangue para o trato genito-urinário. Os órgãos afectados pela TBG incluem os rins, a bexiga urinária, as trompas de Falópio e o escroto (Balasubramanian & Ramachandran, 2000). A infeção do sistema urogenital pelo *M. tuberculosis* pode levar a insuficiência renal, infertilidade e doença inflamatória pélvica. A infeção do trato urogenital pode também provocar hematúria, disúria e problemas de micção. Numa infeção do trato genital masculino, a inflamação dos testículos e do epidídimo leva à epididimo-orquite, sendo também afectados outros órgãos como as vesículas seminais e a próstata. O envolvimento da próstata leva à prostatite, mas não é comum. Nas mulheres, as trompas de Falópio, o ovário, o colo do útero, a vagina e o endométrio são afectados, provocando dor pélvica e hemorragia vaginal. As técnicas de imagiologia, como o pielograma intravenoso, a ecografia e a TC, podem revelar estenoses ureterais, necrose papilar, envolvimento do cálice, hidronefrose, calcificações nas regiões genitais masculinas, como os canais deferentes, a próstata e as vesículas seminais, e a histerossalpingografia pode ajudar a revelar achados anormais no útero e nas trompas de Falópio. O diagnóstico de GUTB baseia-se na deteção do *M. tuberculosis* utilizando métodos microbiológicos, citopatológicos e histopatológicos. Os fluidos corporais, a urina, as biópsias de tecidos do trato genital masculino e feminino, os métodos radiológicos e o NAAT são utilizados em combinação para fazer um diagnóstico definitivo. A análise de urina com piúria estéril é um achado comum, mas não é sensível nem específico para GUTB, mas deve levantar a suspeita do médico. Por conseguinte, são colhidas várias amostras de urina e, nos casos em que tal é possível, são colhidas secreções da próstata e ejaculado dos homens para um esfregaço e cultura de AFB. Se necessário, é feita uma biopsia da zona genital afetada. A cultura de três amostras de urina da manhã revela-se positiva em 90% dos casos de GUTB (Christensen,
1974). Foi demonstrado que os esfregaços directos de urina são, na sua maioria, negativos (apenas 30% são positivos) e que a cultura convencional de LJ tem uma sensibilidade de 80 a 97% (Singh *et al.*, 1988). Nas mulheres, a urina, as biopsias do endométrio, a placenta, as culturas de sangue menstrual e a curetagem endometrial são efectuadas

e submetidas a métodos microbiológicos ou moleculares para o diagnóstico. Num estudo que avaliou a capacidade diagnóstica do esfregaço, da cultura e do NAAT em várias amostras associadas ao GUTB, a taxa de positividade foi mais elevada para a curetagem endometrial do que para a urina, a biopsia endometrial, a placenta, o sangue menstrual e o sémen quando se utilizou o NAAT. A positividade por cultura em diferentes amostras foi próxima da do NAAT e a menor positividade foi observada para esfregaços de AFB em diferentes amostras (Singh *et al.*, 2013).

Tuberculose abdominal

A tuberculose do abdómen é causada pela ingestão de leite contaminado com *M. bovis*, pela ingestão de expetoração de doentes com tuberculose no trato gastrointestinal, pela disseminação hematogénica de *M. tuberculosis* no trato gastrointestinal e pela disseminação a partir de órgãos vizinhos. A tuberculose abdominal pode afetar não só o trato gastrointestinal, mas também o peritoneu, os gânglios linfáticos mesentéricos e, raramente, órgãos sólidos como o fígado, o baço e o pâncreas. As reacções inflamatórias podem levar a danos nas estruturas da cavidade abdominal. As aderências progressivas conduzem a obstruções intestinais. As fístulas e as perfurações intestinais são outras complicações da tuberculose abdominal. O diagnóstico baseia-se na TAC, nas radiografias abdominais, nas ecografias abdominais, na histologia da amostra de biopsia e na cultura da amostra de biopsia. As amostras podem ser obtidas por colonoscopia ou laparascopia. A peritonite tuberculosa pode levar a uma acumulação de ascite em mais de 90% dos doentes. O diagnóstico é feito através da centrifugação do líquido ascítico para concentração e deteção por coloração AFB e cultura. A adenosina deaminase está elevada na peritonite tuberculosa e é um marcador eficaz com maior sensibilidade e especificidade. A cultura é muito mais sensível para o diagnóstico da peritonite por TB do que a baciloscopia. Se estas técnicas conduzirem a resultados negativos, a sensibilidade é aumentada através de uma biopsia guiada por laparoscopia e de uma análise histológica e microbiológica adicional das amostras de biopsia. As amostras de biopsia são analisadas para detetar a formação de granulomas, a presença de histiócitos epitelioides e outras células inflamatórias.

Tuberculose pericárdica

A tuberculose que envolve o pericárdio é uma manifestação rara, mas o prognóstico é mau e a doença é fatal e conduz à morte. Pode ocorrer devido à disseminação da infeção a partir dos pulmões, dos gânglios linfáticos, do esterno e da coluna vertebral ou devido a tuberculose miliar. O diagnóstico por radiografia do tórax mostra uma silhueta cardíaca aumentada. O líquido pericárdico é utilizado para o diagnóstico desta tuberculose por pericardiocentese. Em comparação com o líquido pericárdico, o tecido pericárdico é muito útil para um diagnóstico eficaz. A ecocardiografia mostra tanto o tamponamento cardíaco como a pericardite constritiva. Um estudo que comparou diferentes métodos microbiológicos e moleculares no líquido e tecido pericárdicos demonstrou que a cultura tem uma positividade mais elevada (93%) em comparação com o NAAT (81%). A positividade histológica foi comparável à da PCR (87%). A sensibilidade do NAAT foi mais elevada no tecido pericárdico (80%) do que no líquido pericárdico (15%) (Cegielski *et al.*, 1997).

Tuberculose cutânea

Trata-se de uma forma rara de tuberculose e os surtos desta doença são raros. Devido a condições imunossupressoras, como o VIH, há uma recorrência da tuberculose cutânea. A tuberculose cutânea apresenta-se sob várias formas: Lúpus vulgar (forma progressiva de tuberculose cutânea), escrofulodermia (lesões cutâneas devidas à disseminação de uma infeção subjacente para os gânglios linfáticos ou OATB), verrucosa cutis (inoculação direta de *M. tuberculosis* na pele de uma pessoa infetada com *M. tuberculosis*), tuberculose miliar cutânea (tuberculose crónica que se dissemina através do sangue dos pulmões para a pele) e tuberculides (pápulas cutâneas necrotizantes eruptivas recorrentes). A coloração histológica da tuberculose cutânea é mostrada na Figura 10. A lesão cutânea causada pela tuberculose cutânea pode levar à desfiguração e, em alguns tipos, pode também causar cancro da pele. O diagnóstico baseia-se na histologia de uma biopsia cutânea, na qual são detectados granulomas caseosos contendo AFB. A biopsia e o sangue são também submetidos a uma cultura de AFB e a um NAAT. O teste cutâneo PPD e a radiografia do tórax também fazem parte do diagnóstico de rotina. Num estudo sobre a TB cutânea com uma apresentação clínica e histológica não classificada, o NAAT revelou-se sensível na deteção de 18 de 32 casos de TB cutânea (56,2%). O NAAT realizado neste estudo teve como alvo o 16S rRNA (para todas as espécies de micobactérias) e a sequência IS6110 (específica para o complexo *M.* tuberculosis). Esta positividade do NAAT foi obtida em amostras de biopsia fixadas em formalina e incluídas em parafina (Hsiao *et al.*, 2003).

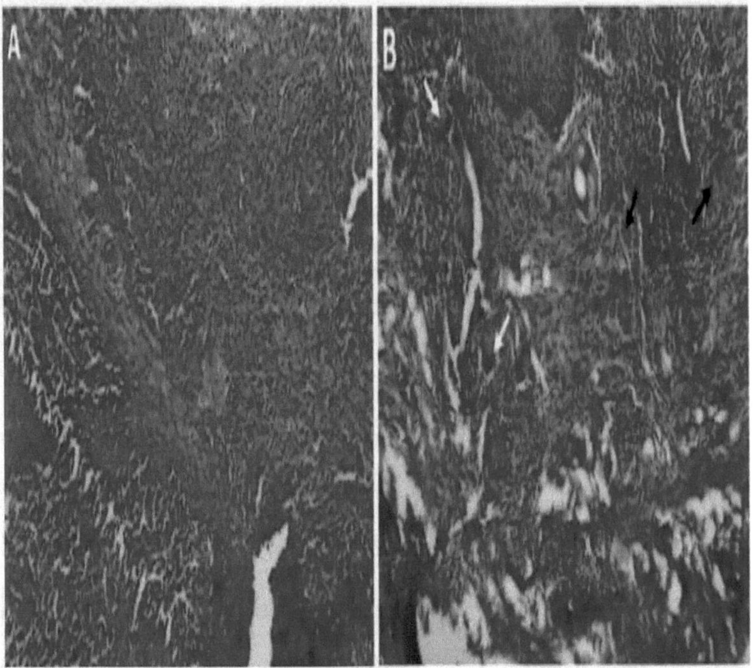

Figura 10: Diagnóstico histopatológico de TB cutânea. A) Tuberculose verrucosa cutânea num doente com extensa necrose caseosa num granuloma. B) Lúpus vulgar num doente com epiderme, necrose grave, pequenos tubérculos (setas pretas) e células gigantes de Langhans (setas brancas). A coloração foi efectuada com hematoxilina e eosina e as imagens foram obtidas com uma ampliação de 100x. *(Imagem cedida por cortesia: SN Medical College, Índia).*

Tuberculose miliar:

A apresentação clínica desta doença é o aparecimento de múltiplos nódulos nos pulmões (nódulos de 2-3 mm) que se assemelham a grãos de milho numa TAC ou numa radiografia dos pulmões (Figura 11), daí o nome.

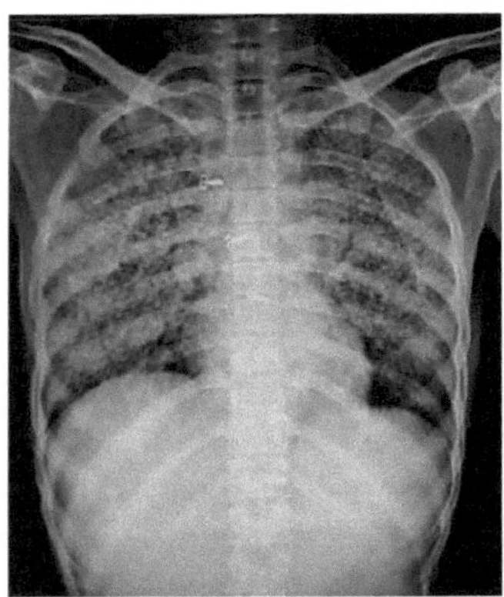

Figura 11: Radiografia do tórax de um doente com disseminação miliar de TB nos pulmões *(imagem cortesia do SN Medical College, Índia).*

A tuberculose miliar é mais comum em indivíduos imunocomprometidos, como os doentes com VIH, os receptores de transplantes de órgãos, os doentes que recebem terapia anti-fator de necrose tumoral (TNF), os indivíduos mal nutridos e os doentes com doença renal crónica. A doença leva à disseminação do *M. tuberculosis* para múltiplos órgãos por propagação hematogénica, que pode ser devida à ativação de uma infeção primária ou de um foco latente. Clinicamente, a doença pode levar a choque sético, falência de múltiplos órgãos e síndroma de dificuldade respiratória aguda (SDRA). Os órgãos afectados incluem o fígado, o baço, os gânglios linfáticos, os pulmões, as meninges, a medula óssea, os olhos, etc. A modalidade de diagnóstico envolve o exame de biópsias e amostras colhidas de vários locais e analisadas histologicamente e através de culturas de AFB. Nestes doentes, as hemoculturas são positivas para micobactérias (ver secção "Testes para o diagnóstico da TB no VIH e outras infecções" para uma explicação detalhada). As técnicas de imagiologia, como a tomografia computorizada de alta resolução (TCAR), são muito mais sensíveis e mostram a distribuição dos nódulos miliares nos pulmões. No caso de envolvimento extrapulmonar, a ecografia, a ressonância magnética e a tomografia computorizada são úteis para reconhecer as lesões da tuberculose miliar em diferentes órgãos. Contudo, as radiografias do tórax nem sempre mostram o padrão miliar clássico. Se a expetoração, outros

Se estiverem disponíveis fluidos corporais suspeitos ou biópsias de tecidos, estes são submetidos a um esfregaço de AFB, cultura e NAAT.

Tuberculose ocular:

A tuberculose do olho, ou TB ocular, pode afetar qualquer parte do olho (ou seja, intraocular, superficial ou circundante), mas manifesta-se frequentemente como uveíte tuberculosa, que pode levar à cegueira se não for devidamente diagnosticada e tratada. A úvea é frequentemente afetada devido ao seu elevado aporte sanguíneo. Pode ocorrer por disseminação hematogénica a partir de outros órgãos adjacentes ou de outros locais, como no caso da "TB ocular secundária", em que a retina, o nervo ótico e a coroide são afectados. A TB ocular primária é rara, mas inclui lesões da córnea, esclera, conjuntiva e pálpebras. O diagnóstico da TB ocular é difícil, uma vez que é impraticável obter uma biopsia da coroideia para cultura ou exame histopatológico. A ausência de sinais clínicos de tuberculose pulmonar não exclui a presença de tuberculose pulmonar. A sensibilidade da cultura, do esfregaço e do teste NAT do *M.* tuberculosis a partir de amostras oculares é muito baixa (entre 20-30%) (Gupta *et al.*, 2007). Por conseguinte, o PPD ou os ensaios de libertação de interferão-gama (IGRA) são utilizados para o diagnóstico da uveíte tuberculosa. Num estudo em que foram realizados testes cutâneos PPD e T SPOT.TB (a partir de sangue periférico) para diagnosticar a uveíte tuberculosa, verificou-se que a utilização de uma combinação de ambos os testes aumentou a precisão da previsão da uveíte tuberculosa para 69% com uma AUC mais elevada (0,665) (Ang *et al.*, 2012).

c. Testes para detetar a tuberculose resistente aos medicamentos

A tuberculose resistente aos medicamentos é outro desafio diagnóstico, uma vez que o diagnóstico rápido ajuda a iniciar o tratamento o mais cedo possível e a prevenir a transmissão, a morbilidade e a mortalidade dos doentes. A tuberculose resistente aos medicamentos está atualmente dividida em duas categorias: (i) tuberculose multirresistente (TB-MDR), em que *o M. tuberculosis* é resistente aos medicamentos de primeira linha isoniazida (INH) e rifampicina (RIF), (ii) tuberculose extremamente resistente (TB-XDR), em que *o M. Tuberculosis é* resistente à INH e à RIF, bem como a qualquer fluoroquinolona (ofloxacina, ciprofloxacina) e a pelo menos um dos medicamentos injectáveis de segunda linha (i.e,amicacina, canamicina, capreomicina). No teste padrão de suscetibilidade aos medicamentos (DST), as estirpes resistentes são cultivadas na presença dos antibióticos a que são resistentes. Isto é feito em cultura sólida (LJ) ou em meio líquido (tubos MGIT e sistema BACTEC 960). O tempo de notificação das culturas convencionais de *M. tuberculosis* para a DST é de aproximadamente 6 semanas (em meio sólido). O Centro de Controlo e Prevenção de Doenças (CDC) recomendou a utilização de culturas líquidas para a DST porque são mais eficientes e dão resultados mais rápidos do que as culturas sólidas (Tenover *et al.*, 1993). A OMS aprovou a utilização do Xpert MTB/RIF e do teste MODS para o teste de suscetibilidade aos medicamentos.

°No teste MODS, a resistência aos medicamentos é analisada *adicionando* isoniazida ou rifampicina aos poços da placa de cultura com *M. tuberculosis* resistente aos medicamentos e incubando os poços da placa de cultura a 37 C. As placas são observadas num microscópio invertido do 4° ao 21° dia e, depois, semanalmente durante 40 dias. As placas são observadas ao microscópio invertido do 4° ao 21° dia e, a partir daí, semanalmente durante 40 dias. A positividade é a formação de filamentos de *M. tuberculosis* nos poços com incorporação do medicamento.

Entre os NAAT, o teste Xpert MTB/RIF foi analisado em muitos estudos para diferentes espectros de TB. O teste Xpert MTB/RIF utiliza a PCR semi-quantitativa aninhada em tempo real para detetar o ADN do *M.* tuberculosis a partir de amostras de tosse ou de expetoração induzida. Detecta o gene rpoB mutado, que é responsável pela resistência à rifampicina do M. *tuberculosis* resistente aos medicamentos. No procedimento, a amostra de expetoração processada é colocada num cartucho descartável. O cartucho é então carregado no dispositivo GeneXpert (Figura 12). Os componentes do cartucho realizam as reacções de PCR, ou seja, amplificam a sequência genética do *M. tuberculosis* de interesse na amostra e detectam a sequência alvo nas amostras utilizando a PCR em tempo real e a PCR de transcriptase inversa. O Xpert MTB/RIF é capaz de detetar o ADN do complexo *M.* tuberculosis e a sua suscetibilidade à rifampicina numa única reação (Helb *et al.*, 2010). Na prática, as estirpes com monorresistência apenas à rifampicina são raras nos doentes. A maioria dos isolados resistentes à rifampicina são também resistentes à isoniazida. Por conseguinte, a deteção da resistência à rifampicina pode servir de marcador para a deteção de TB multirresistente (TB-MDR).

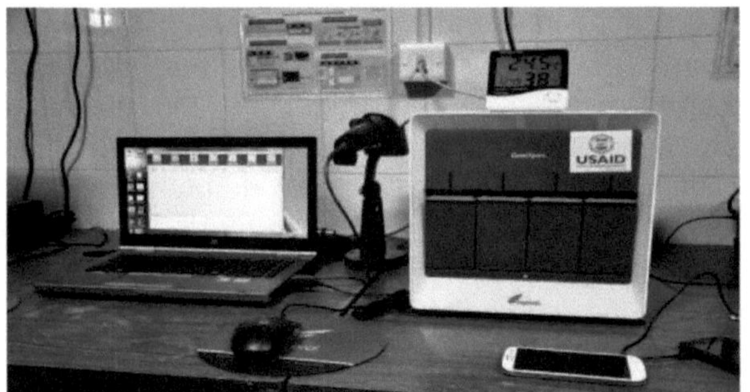

Figura 12: Sistema GeneXpert IV. É necessário um sistema GeneXpert para efetuar o teste Xpert-MTB/RIF, e esta versão IV pode detetar positividade em 4 amostras simultaneamente. *(Imagem cortesia de NIRT, Índia; reimpressa com autorização da Cepheid).*

Para além do diagnóstico da TB resistente aos medicamentos, o Xpert MTB/RIF foi também utilizado para o diagnóstico da TB extra-pulmonar e pulmonar. A eficácia do Xpert MTB/RIF no diagnóstico da TB extra-pulmonar foi analisada numa meta-análise. Foi analisado um total de 18 estudos com um total de 4461 amostras. Os métodos de preparação das amostras variaram nos diferentes estudos e a sensibilidade também variou entre os diferentes tipos de amostras. Para o tecido dos gânglios linfáticos e aspirados, a sensibilidade conjunta à cultura foi de 83,1 %. Para o líquido cefalorraquidiano, a sensibilidade conjunta à cultura foi de 80,5%. Para o líquido pleural, o método mostrou uma sensibilidade conjunta à cultura de 46,4 % (Denkinger *et al.*, 2014). Com base nesta revisão, a OMS aprovou a utilização do Xpert MTB/RIF em vez dos testes convencionais para o diagnóstico da tuberculose nos gânglios linfáticos e noutros tecidos. Num estudo sobre o diagnóstico da meningite tuberculosa utilizando o Xpert MTB/RIF no LCR de 267 amostras de doentes, a sensibilidade e a especificidade foram de 55,1 % e 94,8 %, respetivamente, em comparação com o sistema MGIT 960. Os autores presumem que a sensibilidade do Xpert foi inferior à do sistema MGIT 960.
(Rufai *et al.*, 2017). Num estudo que comparou a nested PCR para *M. tuberculosis* (utilizando a sequência IS6110 do complexo *M.* tuberculosis ou o gene mtp40) com o Xpert MTB/RIF para a deteção de TB, verificou-se que o Xpert MTB/RIF era superior em termos de sensibilidade (86.1 % para o Xpert em comparação com 69,4 % para a *M. tuberculosis* nested PCR), especificidade (97,8 % em comparação

com 94,1 %) e valor preditivo (VPP 91,2 % em comparação com 75,8 %; VAL 96,4 % em comparação com 92 %) em relação à *M. tuberculosis* nested PCR. No entanto, a mediana do tempo de resposta para a nested PCR do M. *tuberculosis* foi de aproximadamente 4 dias (1-11 dias) em comparação com o Xpert MTB/RIF, para o qual foi de aproximadamente 0 dias (0-4 dias) (Kim *et al.*, 2014). Assim, o Xpert MTB/RIF também é eficaz na deteção de TB pulmonar e extra-pulmonar em comparação com o método de cultura convencional para a deteção de estirpes resistentes aos medicamentos (DST). O MODS acima descrito é também um método muito acessível em contextos de recursos limitados para a deteção da resistência aos medicamentos na TB, uma vez que é comparável ao Xpert MTB/RIF em termos de sensibilidade e especificidade e é rentável.
Atualmente, para detetar a tuberculose extremamente resistente (XDR-TB), é realizada uma cultura DST fenotípica com medicamentos de segunda linha, como a ofloxacina, para além da amicacina, e a deteção de positividade por fluorescência é realizada pelo BACTEC em muitas instalações (quando há recursos disponíveis). A cultura é monitorizada quanto à positividade durante aproximadamente 42 dias e, se for positiva, é eliminada.

d. Testes para deteção de tuberculose latente

Os dois testes atualmente utilizados para o diagnóstico da tuberculose latente são: Quantiferon TB Gold Test (atualmente fabricado pela Qiagen - anteriormente fabricado pela Cellestis) e T Spot TB (Oxford Immunotech, Reino Unido). O primeiro teste utiliza um ensaio de imunoabsorção enzimática (ELISA) para medir o interferão gama (IFN-y) libertado pelas células T sensibilizadas pelo *M. tuberculosis*. O sangue periférico de pessoas suspeitas é incubado com péptidos de antigénios *específicos do M. tuberculosis* (ESAT-6, CFP-10 e TB10.4) num tubo de ensaio de quantiferon. Após uma incubação nocturna, as células são centrifugadas, o plasma é recolhido e é realizado um teste IFN-y ELISA. Um resultado de teste >0,35 UI/ml de IFN-y é considerado positivo. Este teste é mais favorável, uma vez que utiliza antigénios *específicos do M. tuberculosis, pelo que* uma vacinação BCG ou uma infeção com micobactérias ambientais não tem qualquer efeito. No entanto, certas micobactérias ambientais, como o *Mycobacterium kansasii, o Mycobacterium szulgai e o M. marinum,* possuem todos estes antigénios específicos do M. *tuberculosis*. Por conseguinte, uma infeção por estas micobactérias não pode ser diferenciada do *M. tuberculosis*. O último teste para o diagnóstico da TB latente, que utiliza IFN-y, é o teste T-SPOT TB, que se baseia no ELIspot em vez do ELISA (no qual se baseia o teste Quantiferon TB Gold) para medir a positividade. Este teste é mais sensível do que o teste Quantiferon TB Gold, uma vez que mede o IFN-y segregado pelas células (que deixa uma impressão como mancha), mesmo quando o número de células é muito reduzido. Este teste também utiliza os antigénios *específicos do M. tuberculosis* ESAT-6 e CFP-10, pelo que a vacinação BCG não tem qualquer efeito na positividade do teste. Num estudo, a sensibilidade do T spot TB em comparação com o Quantiferon TB Gold foi de 94,1 % e 83 %, respetivamente (Chee *et al.*, 2008). Outro estudo também concluiu que a sensibilidade do T-SPOT TB era mais elevada em comparação com o Quantiferon TB Gold (91,0 % em comparação com 80,2 %) (Bae *et al.*, 2016). No entanto, o teste T-SPOT TB requer pessoal com formação, isolamento de células mononucleares do sangue periférico e um estereomicroscópio ou um sistema automatizado de leitura ELISA para a contagem de manchas. Embora estes testes sejam muito eficazes no diagnóstico da TB latente, não são acessíveis em contextos de recursos limitados devido ao custo e à necessidade de pessoal com formação para efetuar os testes e interpretar os resultados.

e. Testes para monitorizar o tratamento da tuberculose

O tratamento da tuberculose é um processo muito longo em que os doentes têm de tomar a medicação durante pelo menos 6 meses (para a tuberculose pulmonar normal). Noutros casos de recusa de tratamento e de casos extra-pulmonares, a duração do tratamento é superior a 6 meses. A duração do tratamento para a infeção latente da TB varia entre 3 e 9 meses. A monitorização imediata durante o tratamento é muito importante, pois ajuda o médico a decidir se o mesmo regime pode ser continuado ou se é necessário utilizar um regime diferente em caso de resistência aos medicamentos. Para este efeito, a expetoração é examinada por microscopia/cultura de esfregaço de expetoração após o segundo mês (após a conclusão da terapêutica intensiva) e no sexto mês (após a conclusão da fase de continuação da terapêutica). Atualmente, a microscopia da expetoração é o método preferido para monitorizar a eficácia do tratamento da TB pulmonar em todos os contextos. No entanto, nos casos de baciloscopia negativa, são preferidos métodos como a cultura ou o NAAT. Na TB extra-pulmonar, procede-se à repetição da coloração AFB do líquido pleural (para a pleurisia da TB) ou da coloração AFB de aspirados com agulha fina de gânglios linfáticos infectados (para a linfadenite da TB).

f. Testes para o diagnóstico da TB no VIH e outras comorbilidades

Diagnóstico da tuberculose em pessoas infectadas pelo VIH:

O diagnóstico da tuberculose no VIH é um desafio devido à imunodeficiência associada e à resposta imunitária alterada destes indivíduos, em que a cavitação e libertação do *M. tuberculosis* na expetoração é significativamente reduzida. A morbilidade e a mortalidade devem-se ao facto de as duas infecções se reforçarem mutuamente. A infeção pelo VIH também leva à disseminação de micobactérias para outros órgãos e causa doenças extrapulmonares. Em 2015, a OMS informou que cerca de 0,4 milhões de pessoas morreram de tuberculose devido à infeção pelo VIH (WHO Global TB report, 2016). A tuberculose com baciloscopia negativa em pessoas infectadas pelo VIH tem um mau resultado e leva à morte (Harries *et al.*, 1999). Ha *et al.* (2010) compararam a utilidade da baciloscopia, do MGIT e do MODS para o diagnóstico da TB em indivíduos infectados pelo VIH. As sensibilidades observadas para o MGIT, o MODS e a baciloscopia foram de 75 %, 71 % e 57 %, respetivamente. Em doentes com baciloscopia negativa, a sensibilidade do MODS e do MGIT foi de 38% e 45%, respetivamente. Uma vez que o MODS e o MGIT tiveram um desempenho igualmente bom (em termos de sensibilidade e especificidade), os autores concluem que o MODS pode ser utilizado para o diagnóstico da tuberculose em indivíduos infectados pelo VIH em contextos de recursos limitados (Ha *et al.*, 2010). De acordo com a nota da OMS sobre TB VIH (2014), o NAAT, Xpert MTB/RIF, demonstrou detetar 79% da tuberculose pulmonar em indivíduos infectados pelo VIH em comparação com a baciloscopia (nota da OMS sobre TB VIH, 2014).

Em doentes com VIH e síndrome da imunodeficiência adquirida (SIDA) avançada, existe um risco acrescido de septicemia, em que *o M. tuberculosis / complexo* Mycobacterium *avium* (MAC) se dissemina no sangue do doente. Este facto é muito preocupante, pois aumenta a taxa de mortalidade dos doentes apesar da terapia antirretroviral para a infeção pelo VIH (Kobayashi *et al.*, 2016). Por conseguinte, o diagnóstico precoce de micobactérias no sangue de doentes com SIDA ajuda na administração de uma terapia adequada, reduzindo assim a mortalidade. O frasco de cultura lítica BD BACTEC Myco/F é utilizado para a deteção de micobactérias no sangue. O meio de cultura é uma mistura de meio 7H9 e caldo de infusão de cérebro-coração para a extração de micobactérias do sangue. O princípio de deteção é o mesmo que o do dispositivo BACTEC 960, em que a utilização de oxigénio pelas micobactérias para o metabolismo leva a um aumento da fluorescência na ampola, que é lida pelo dispositivo. Após a inoculação das amostras de sangue, as ampolas são armazenadas em dispositivos da série fluorescente BD BACTEC (BACTEC 9240/9120/9050) para monitorizar a positividade. ®Da mesma forma, os frascos de cultura BacT/ALERT MB (Biomerieux) também são utilizados para a deteção de micobactérias no sangue. O sistema tem um sensor colorimétrico que muda de cor de azul-verde para amarelo quando o dióxido de carbono é produzido pelas micobactérias.

Diagnóstico de tuberculose com diabetes

Foi relatado que a infeção por tuberculose causa intolerância à glicose e piora os níveis de glicose em diabéticos. A diabetes é um fator de risco para a tuberculose que pode afetar tanto o prognóstico da doença como a resposta ao tratamento. A diabetes afecta negativamente o sistema imunitário, alterando a produção de citocinas e prejudicando as respostas das células T que predispõem o doente à infeção por *M. tuberculosis* (uma vez que a resposta imunitária é mediada por células). O diagnóstico é efectuado pelos métodos habituais de sinais clínicos, radiologia, esfregaço de expetoração e cultura. Existem relatos controversos de conversão da cultura de expetoração após 2 meses em doentes com diabetes. Alguns relatórios mostram que a conversão da cultura em doentes com TB com diabetes é semelhante à de doentes com TB sem diabetes (Oceguera *et al.,* 2016; Munoz-Torrico *et al.*, 2017), enquanto outros relatórios mostram que a conversão da cultura demora mais tempo em doentes diabéticos com TB do que em doentes com TB sem diabetes (Mi *et al.*, 2013; Salindri *et al.*, 2016).

Diagnóstico de TB para infecções parasitárias

As infecções por helmintas (uma das infecções parasitárias) são comuns nas regiões tropicais e subtropicais do mundo. Uma infeção helmíntica sintomática leva à desnutrição e, portanto, prejudica a imunidade do hospedeiro. Além disso, os helmintes orientam a resposta imunitária do hospedeiro mais para o T helper tipo 2 (Th2) (o tipo de resposta imunitária Th1 na tuberculose está associado à proteção, ao passo que o tipo de resposta Th2 não está). A infeção por helmintas também está correlacionada com a positividade do esfregaço de expetoração, sendo que a positividade da expetoração aumenta à medida que a carga de ovos diminui. Após o exame clínico, é efectuada uma microscopia fecal como parte do exame para detetar ovos de helmintas nas fezes. Para além das infecções helmínticas, outras infecções parasitárias como os protozoários (giardíase, toxoplasmose, tricomoníase, leishmaniose, etc.) também têm sido associadas à TB. O diagnóstico é efectuado por microscopia de rotina do esfregaço de expetoração e cultura.

Embora este capítulo descreva em pormenor os testes de diagnóstico atualmente utilizados em todo o espetro da TB, o leitor fica impressionado com o facto de uma única doença que se manifesta de formas diferentes exigir métodos de diagnóstico diferentes. Também sublinha a necessidade de um teste robusto para todo o espetro da doença, o que é uma possibilidade verdadeiramente ilusória, mas que requer uma melhor compreensão da doença e da resposta imunitária do agente patogénico e do hospedeiro. O conhecimento atual destes aspectos está longe de estar completo, o que é parte da razão para o impedimento de progressos neste contexto.

No Quadro 2 é apresentada uma lista exaustiva dos testes de diagnóstico da TB atualmente utilizados.

Quadro 2: Testes de diagnóstico atualmente disponíveis e respectivas desvantagens

Diagnostic test	**Used for**	**Principle**	**Demerit**
Smear microscopy	Detecting active pulmonary TB and extra-pulmonary TB	Detecting bacilli by microscopy	Requirement for 10,000 bacilli/ml of sputum. Inability to differentiate live and dead bacilli. Does not distinguish between different mycobacterial species.
Culture	Detecting active pulmonary TB and extra-pulmonary TB as well as drug-resistant TB	Detecting growth of bacilli in media	Time taken to report positivity is few weeks in solid culture to few days in liquid culture. Involves expensive instrumentation in the case of BACTEC 960 liquid culture systems.
Xpert MTB/RIF assay	Detecting pulmonary, extra-pulmonary and drug resistant TB	Detecting mycobacterial DNA using probe against mutated rpoB region	Costly and not affordable in resource- limited settings. Inability to differentiate between live and dead bacilli. Shelf life of cartridge is 18 months

Line probe assays	Detecting drug-resistant TB, Multi-drug resistant and extremely drug-resistant types	Mycobacterial DNA detection for probes against mutated rpoB, inhA, katG, gyrA, gyrB, rrs, eis regions	Not affordable in resource-limited settings due to cost Cannot differentiate between live and dead bacilli
MODS assay	Predominantly detecting drug-resistant TB, but also pulmonary and extra-pulmonary TB	Direct observation of growth of mycobacteria in liquid culture as strings or tangles	Time taken to report positivity is 5-10 days. The assay requires daily examination and time consuming. The assay also carries the risk of laboratory transmission of TB.
PPD skin testing	Detecting latent TB	The injection of mycobacterial antigens into TB infected host (intradermally) elicits a local immune response manifested as swelling and redness	Gives false positive results in BCG vaccination and regions where environmental mycobacteria are prevalent. Involves two to three visits of the patient to the diagnostic facility. Needs trained personnel for injecting *M. tuberculosis* antigens i.e., PPD intradermally and reading the results.

Quantiferon TB Gold test	Detecting latent TB	Incubation of infected persons' blood with *M. tuberculosis*-specific antigens *in vitro* leads to release of IFN-γ by antigen primed T cells which is detected by ELISA	Expensive and not affordable in resource- limited settings. Does not differentiate between active disease and latent infection.
T spot TB test	Detecting latent TB	Incubating PBMC of infected persons *in vitro* with *M. tuberculosis* specific antigens leads to release of IFN-γ by these cells which is left as a spot and the number of IFN-γ secreting cells is enumerated to detect infection	Not affordable due to cost. Requires trained personnel for PBMC isolation, setting up the culture, performing ELIspot and reading the results.

BCG - vacina de Bacillus Calmette-Guerin; ELISA - ensaio de imunoabsorção enzimática; PPD - derivado proteico purificado; PBMC - células mononucleares do sangue periférico; ELIspot - ensaio de imunospot ligado a enzimas.

Capítulo - 3

Testes recomendados para o diagnóstico da tuberculose

Os testes aprovados pela Organização Mundial de Saúde (OMS) para o diagnóstico da tuberculose baseiam-se numa análise exaustiva de estudos previamente publicados e foram avaliados em termos de exatidão, viabilidade, reprodutibilidade e fiabilidade em comparação com os testes de diagnóstico convencionais. A maioria destes testes (tanto para as formas susceptíveis como para as resistentes) baseia-se no NAAT, que tem um tempo de leitura rápido e cujos resultados podem ser comunicados o mais rapidamente possível. Alguns dos testes recomendados são explicados mais pormenorizadamente aqui:

a. Ensaios bioquímicos para testes de suscetibilidade a medicamentos (DST)

Ensaio da redutase do nitrato (NRA)

Esta técnica baseia-se no princípio de que *o M. tuberculosis* pode reduzir o nitrato a nitrito. Esta redução pode ser detectada com reagentes que provocam uma mudança de cor caraterística. O procedimento consiste em incubar as bactérias em meio LJ, com ou sem fármaco, juntamente com nitrato de potássio. A incubação tem lugar durante um período de 7, 10 ou 14 dias, após o qual são adicionados reagentes e a mudança de cor indica o crescimento das micobactérias. Angeby *et al.* (2002) compararam a sensibilidade e a especificidade destes métodos com o BACTEC 460 (sistema radiométrico) e concluíram que a sensibilidade e a especificidade eram de 100 % para a rifampicina, 97 % de sensibilidade e 96 % de especificidade para a isoniazida, 95 % e 83 % de sensibilidade para a estreptomicina e 75 % e 98 % de sensibilidade para o etambutol. Os resultados deste teste estavam disponíveis num prazo de 7 dias (Angeby *et al.*, 2002). A OMS recomenda este teste não comercial para a DST em doentes com suspeita de tuberculose multirresistente por ser menos dispendioso, mas adverte que é suscetível de erro devido à falta de normalização e a diferenças metodológicas (WHO Policy Statement on "Non-commercial culture and drug-susceptibility testing methods for screening patients at risk of multi-drug resistant tuberculosis", 2010).

Indicadores colorimétricos de redox (CRI)

Estes métodos baseiam-se na redução de um indicador de cor que é adicionado ao meio de cultura de *M. tuberculosis* (numa placa de microtítulo) depois de este ter sido exposto a vários antibióticos. A intensidade da cor produzida é diretamente proporcional ao número de bacilos viáveis no meio (princípio da colorimetria). Os indicadores colorimétricos utilizados incluem o azul de alamar, a reazurina, o 2,3-bis[2-metoxi-4-nitro-5-sulfofenil]-2H-tetrazólio-5-carboxanilida (XTT), o brometo de 3-(4,5-dimetiltiazol-2-il)-2,5-difeniltetrazólio (MTT). Todos os indicadores conduzem a resultados semelhantes. A exatidão do diagnóstico deste teste foi analisada numa meta-análise, que concluiu que o teste tem uma sensibilidade e especificidade entre 89 % e 100 %, tanto para a isoniazida como para a rifampicina (Martin *et al.*, 2007). A OMS também recomenda este teste não comercial para a deteção da resistência aos medicamentos, embora com as mesmas reservas que o ensaio da nitrato redutase (declaração de política da OMS sobre "Métodos não comerciais de cultura e de teste de suscetibilidade aos medicamentos para o rastreio de doentes em risco de tuberculose multirresistente", 2010).

b. Testes de amplificação de ácidos nucleicos

A OMS aprovou a utilização da próxima geração do Xpert MTB/RIF, ou seja, o Xpert MTB/RIF ultra (doravante designado por "Ultra"), que pode detetar *M. tuberculosis* em amostras negativas para baciloscopia, amostras positivas para cultura (amostras paucibacilares), amostras pediátricas e amostras extrapulmonares (especialmente LCR) (WHO Technical Expert Consultation Meeting Report, 2017). O Ultra inclui dois alvos diferentes (IS6110 e IS1081) para aumentar a sensibilidade do ensaio e tem uma câmara de reação de ADN grande em comparação com o Xpert MTB/RIF. Em comparação com o Xpert MTB/RIF, o Ultra possui enzimas e fluidos melhorados, ciclos térmicos rápidos e utiliza a amplificação de ácidos nucleicos aninhados. O Ultra também utiliza quatro sondas para detetar a resistência à rifampicina, tendo como alvo o gene rpoB, e utiliza o princípio da análise baseada na temperatura de fusão.

Para a deteção da resistência aos medicamentos de primeira linha na tuberculose, recomenda-se a realização de ensaios de sonda em linha (LPA) para detetar a resistência à rifampicina e à isoniazida em amostras positivas de esfregaço de expetoração/isolados cultivados de *M. tuberculosis.*

como primeiro teste em vez de um TSA baseado em cultura (WHO

Policy Update on "The use of molecular line probe assays for the detection of resistance to isoniazid and rifampicin" 2016). Isto foi recomendado tanto para amostras pulmonares como extra-pulmonares. O ensaio de deteção do genótipo *MTBDRplus* (versão 2) e o ensaio de deteção NTM+MDRTB foram aprovados para a deteção da resistência de primeira linha na TB. O primeiro teste utiliza a mutação no gene rpoB (para a resistência à rifampicina), *katG* (para a deteção de uma maior resistência à isoniazida) e genes inhA (para a deteção de uma baixa resistência à isoniazida). As sondas para este último teste também utilizam os mesmos três genes, mas com variações na região do códão para os genes analisados. O ensaio de deteção NTM+MDRTB foi também capaz de distinguir entre *M. avium*, *M. intracellulare* e *M. kansasii* e outras micobactérias não tuberculosas. [1]Numa meta-análise, a precisão do diagnóstico do ensaio MTBDRp/ɪɪɪ foi avaliada e comparada com os testes convencionais de suscetibilidade a medicamentos. Verificou-se que as sensibilidades combinadas foram de 91% para a isoniazida, 96% para a rifampicina e 91% para a multirresistência. A especificidade combinada do estudo foi de 99% para a isoniazida, 98% para a rifampicina e 99% para a multirresistência. A AUC do estudo variou entre 0,99 e 1,00. O estudo conclui que o teste pode ser uma boa alternativa ao DST convencional devido à sua maior precisão de diagnóstico (Bai *et al.*, 2016). A eficiência diagnóstica do teste de deteção NTM+MDRTB mostrou uma sensibilidade e especificidade de 98,9 % e 97,3 % para a deteção de isolados resistentes à rifampicina; 90,6 % e 100 % para a resistência à isoniazida; 89,7 % e 96,0 % para a resistência à pirazinamida; 93,0 % e 100 % para a resistência à levofloxacina. Detectou as espécies-alvo diretamente em amostras de expetoração com uma sensibilidade de 85,6 % (Mitarai *et al.*, 2012).

O genótipo *MTBDRsl* é um teste genético molecular que pode ser utilizado para detetar a resistência a medicamentos de segunda linha para a TB. Uma vez detectada a TB-MDR, a amostra é testada com o *MTBDRsl* para detetar resistência adicional aos medicamentos de segunda linha. As sondas para detetar mutações nos genes *gyrA* (gene que codifica a DNA girase, que sofre mutação na resistência às fluoroquinolonas), *rrs* (que codifica o 16s rRNA, envolvido na resistência à estreptomicina - medicamento injetável de segunda linha) e a região promotora eis (conhecida por codificar a aminoglicosídeo acetiltransferase, cuja mutação está associada à resistência a antibióticos aminoglicosídeos como a estreptomicina, a canamicina, a amicacina, a capreomicina, etc.) são analisados no teste. O ensaio é utilizado para detetar a resistência aos aminoglicosídeos (diretriz da OMS "The use of molecular line probe assays for the detection of resistance to second-line anti-tuberculosis drugs", 2016). A versão 1.0 inclui as mutações gyrA e rrs, enquanto a versão 2.0 inclui também *gyrB* (outra região do gene da DNA girase) e a região promotora eis, para além das regiões abrangidas pela versão 1.0. Num estudo populacional vietnamita, foi avaliada a utilidade do *MTBDRsl* para a deteção de resistência de segunda linha. Verificou-se que a sensibilidade da deteção da resistência às fluoroquinolonas pelo *MTBDRsl* era de 75 %, para a resistência à canamicina a sensibilidade do kit era de 100 % e para a resistência ao etambutol a sensibilidade era de 64,2 %. A especificidade do kit para todos os medicamentos foi de 100 % (Kiet *et al.*, 2010).

O teste de amplificação isotérmica mediada por laço (LAMP) é uma técnica de amplificação do ADN (PCR) única, independente da temperatura, que fornece uma leitura visual. O teste demora uma hora a efetuar e os resultados podem ser lidos a olho nu na presença de luz ultravioleta (um resultado positivo é determinado pela visualização de um produto fluorescente). A OMS recomenda que o teste possa ser utilizado em vez da baciloscopia para diagnosticar a tuberculose pulmonar em pessoas com sintomas semelhantes aos da tuberculose (diretriz da OMS "The use of loop-mediated isothermal amplification (TB-LAMP) for the diagnosis of pulmonary tuberculosis" 2016). A sensibilidade da LAMP em comparação com a cultura foi comunicada em 65 % e 100 % num estudo. A sensibilidade do Xpert MTB/RIF foi considerada semelhante à do LAMP. O LAMP também apresentou uma especificidade elevada, tal como outros testes no estudo (cultura, LAMP, Xpert MTB/RIF). O estudo incluiu doentes com TB pulmonar VIH positivos e negativos (Nliwasa *et al.*, 2016).

c. Testes de anticorpos antigénicos

A tecnologia da tira de especiação rápida foi aprovada pela OMS para distinguir a *M. tuberculosis* das micobactérias não tuberculosas. Este método baseia-se na deteção do crescimento do antigénio do M. *tuberculosis* em culturas e noutros métodos bioquímicos/moleculares que requerem tempo. As tiras de especiação rápida fornecem o resultado em 15 minutos. Por conseguinte, este método pode ser utilizado em conjunto com a cultura e a DST.

Ensaio LAM de fluxo lateral (LF-LAM) para a deteção de lipoarabinomanano (LAM) (um componente da parede celular do *M. tuberculosis* ao qual os anticorpos específicos se ligam e que é então detectado) na urina de doentes com VIH (cuja contagem de CD4 é inferior a 100 contagens/mm cúbico) co-infectados com o ensaio de fluxo lateral do lipoarabinomanano na urina (LF-LAM) para o diagnóstico e rastreio da tuberculose ativa em pessoas que vivem com o VIH", 2016). Drain *et al* (2016) demonstraram que o LF-LAM tem uma sensibilidade de 42,1% (amostras de urina) em indivíduos com VIH-TB em comparação com a microscopia da expetoração, que tem uma sensibilidade de 21,1%. A mediana da contagem de CD4 dos doentes com TB-HIV incluídos no estudo (90 pessoas) foi de 168 células/cu.mm (Drain *et al.*, 2016).

A lista completa dos testes recomendados encontra-se no Quadro 3.

Quadro 3: Testes recomendados para o diagnóstico da TB.

Test	Recommended use
LED microscopy	Replace conventional fluorochrome and light microscopy for detection of *M. tuberculosis.*
Commercial liquid culture and DST	Detection of *M. tuberculosis.*
Rapid speciation strip	Use along with conventional culture and DST for rapid detection of *M. tuberculosis.*
Commercial Line probe assays for first-line anti-TB drugs	Suitable for use with smear or culture positive specimens. Rapid detection of rifampicin and/or isoniazid resistant isolates.
Line probe assays for second line anti TB drugs	Used in samples positive for resistance to first line drugs. Detects Fluoroquinolone resistance, aminoglycoside resistance.
MODS, NRA, CRI	Detection of rifampicin-resistant isolates. MODS and NRA are suitable for smear and culture methods while CRI is suitable for culture only.
LAMP	Use for detection of pulmonary TB in place of smear microscopy.
Automated NAAT - Xpert MTB/RIF	Rapid detection of pulmonary TB, extra-pulmonary TB and rifampicin-resistant TB in adults and children.
Automated NAAT - Xpert MTB/RIF Ultra	Detection of pulmonary TB in smear negative, pediatric and extra-pulmonary specimens.
LF-LAM assay	Detection of *M. tuberculosis* in HIV positive adults showing symptoms of TB and have CD4 counts ≤ 100 cells/µl or seriously ill HIV positive patients with unknown CD4 numbers.

LED – light emitting diode; DST – drug susceptible tests; MODS – microscopic observation of drug susceptibility; NAAT – nucleic acid amplification test; NRA – nitrate reductase assay; CRI – colorimetric redox indicators; LF-LAM – lateral flow lipoarabinomannan assay; LAMP – loop mediated isothermal amplification assay. (*Adapted with permission, from WHO factsheet on Tuberculosis Diagnostics, accessed October 2017 at* http://www.who.int/tb/areas-of-work/laboratory/dx_factsheet_nov_2015_v3.pdf?ua=1).

d. Testes não recomendados

Tecnologia de placas baseada em fagos para a resistência à rifampicina

Os fagos são vírus que infectam as bactérias. Podem ser líticos, ou seja, destruir a bactéria, ou lisogénicos, ou seja, integrar o seu ADN no genoma bacteriano (profago) e replicar-se quando a bactéria se replica sem a destruir. Os micobacteriófagos (vírus que infectam as micobactérias) são utilizados em ensaios em que os fagos infectam *o M. tuberculosis* e são lisados, libertando a sua descendência (a descendência libertada forma uma placa que é utilizada para indicar a positividade), ou em que os fagos com um gene de luciferase incorporado (fagos repórteres de luciferase ou LRPs) são utilizados para infetar *o M. tuberculosis* (a luciferase produz luz na presença de luciferina, que é utilizada para a contagem). O tempo de registo do teste é de 2 dias, em comparação com a microscopia de esfregaço, que requer 2 horas, e 2 meses para os métodos de cultura de rotina. Os ensaios baseados em fagos utilizam a amplificação de fagos ou LRPs. Uma meta-análise demonstrou que os testes baseados em fagos têm uma especificidade mais elevada, mas uma sensibilidade variável. As características de desempenho são semelhantes às da microscopia da expetoração. Um estudo de meta-análise conclui que os testes baseados em fagos não podem substituir a microscopia e a cultura convencionais (Kalantri *et al.*, 2005). Existem também ensaios baseados em fagos que podem detetar a resistência aos medicamentos. Estes detectam a resistência aos medicamentos através da reação dos fagos aos medicamentos (como a rifampicina ou a isoniazida) nas amostras. As amostras em que *o M. tuberculosis* não é detectado (quando o fármaco é incorporado) são referidas como estirpes susceptíveis. O grupo de peritos da OMS não recomenda os testes de resistência aos medicamentos baseados em fagos, uma vez que não existem provas suficientes para apoiar uma recomendação (relatório da reunião do grupo de peritos da OMS - Non commercial culture methods and mycobacteriophage based assays for rapid screening of patients at risk of drug resistant tuberculosis. 2009).

Métodos de ágar de camada fina para cultura e testes de sensibilidade a medicamentos

Baseia-se no crescimento do M. *tuberculosis* em placas com uma fina camada de ágar. As colónias que crescem no ágar são examinadas ao microscópio ótico e podem ser utilizadas para diagnosticar *o M. tuberculosis* e para determinar a resistência ao *M. tuberculosis*. As placas são examinadas de dois em dois dias durante quinze dias e, posteriormente, com menor frequência. No caso da despistagem de drogas

Se o M. tuberculosis for resistente, observa-se o crescimento do *M. tuberculosis* em meios de TB, indicando resistência, e vice-versa para a suscetibilidade. O grupo de peritos da OMS não recomenda este teste, uma vez que não existem provas suficientes para o recomendar para utilização em cultura ou DST (relatório da reunião do grupo de peritos da OMS - Non commercial culture methods and mycobacteriophage based assays for rapid screening of patients at risk of drug resistant tuberculosis. 2009).

Testes de libertação de interferão-gama para detetar a tuberculose latente em vez de testes cutâneos PPD em países com baixos rendimentos

Os testes de libertação de interferão-gama discutidos na secção anterior, que se baseiam em antigénios *específicos do M. tuberculosis* para o diagnóstico, são mais favoráveis em comparação com o teste cutâneo PPD tradicional (em termos de visitas ao doente, injeção intradérmica de PPD e quaisquer problemas associados, pessoal treinado para injetar o PPD e leitura do endurecimento). As desvantagens são os custos e as infra-estruturas necessárias. Numa revisão sistemática, a sensibilidade e a especificidade de ambos os testes foram avaliadas em 51 estudos e consideradas semelhantes (Campbell *et al.*, 2015). Com base no desempenho semelhante de ambos os testes em termos de especificidade e sensibilidade, a OMS também concluiu que os IGRAs são mais dispendiosos e tecnicamente mais complexos do que o TST. Por conseguinte, a OMS não recomenda a substituição do teste tuberculínico pelo IGRA em locais com recursos limitados devido à insuficiência de provas (WHO Policy Statement on IGRA, 2011).

Testes serodiagnósticos da tuberculose

Embora *o M. tuberculosis* seja predominantemente intracelular e a resposta imunitária mediada por células seja predominante, também são produzidos anticorpos na TB e a resposta imunitária humoral aos antigénios secretados *pelo M.* tuberculosis foi demonstrada em muitos estudos serológicos. A OMS analisou estudos sobre o serodiagnóstico e considerou-os inconsistentes e imprecisos. Verificou também que os testes serológicos produzem uma elevada proporção de resultados altamente positivos e altamente negativos, o que pode ter um impacto negativo na saúde do doente. Por conseguinte, a OMS recomenda que os testes de serodiagnóstico comerciais não sejam utilizados para o diagnóstico da TB pulmonar e extra-pulmonar (Declaração de Política da OMS sobre Testes de Serodiagnóstico, 2013).

IGRAs para o diagnóstico da TB ativa

Como os IGRAs não conseguem distinguir entre tuberculose ativa e latente, têm uma baixa especificidade para o diagnóstico de tuberculose ativa em regiões com uma elevada carga de tuberculose, onde a tuberculose latente é prevalente. Por conseguinte, o grupo de peritos da OMS confirmou que os dados disponíveis não apoiam a utilização de IGRAs para o diagnóstico de tuberculose ativa em adultos, independentemente do estado de VIH. Por conseguinte, devido ao baixo valor preditivo dos IGRAs, o grupo de peritos da OMS recomenda que os IGRAs não sejam utilizados para identificar indivíduos em risco de TB ativa (Relatório do grupo de peritos da OMS sobre a utilização de IGRAs no controlo da TB em contextos de baixo e médio rendimento, 2010).

Utilização exclusiva do teste de urina TF-LAM para o diagnóstico da tuberculose em pessoas infectadas pelo VIH com uma contagem baixa de CD4

Tal como já foi descrito para o teste LF-LAM, a OMS autorizou a utilização deste teste em pessoas infectadas pelo VIH com uma contagem baixa de CD4 (<100 células/pl) ou em pessoas infectadas pelo VIH que estejam gravemente doentes, independentemente da contagem de CD4. A OMS recomenda que o LF-LAM não seja utilizado como teste de rastreio da tuberculose, uma vez que a qualidade das provas é baixa (WHO guideline "The use of lateral flow urine lipoarabinomannan assay (LF-LAM) for the diagnosis and screening of active tuberculosis in people living with HIV", 2016).

Em resumo, a recomendação para testes de diagnóstico baseia-se numa análise exaustiva dos dados disponíveis (com base na análise do comité de peritos dos estudos disponíveis, nos dados da meta-análise, nas orientações da OMS e noutras recomendações) para justificar a utilização destes testes. Por conseguinte, as recomendações são muito valiosas nos casos de doença em que a equipa de gestão da tuberculose não sabe qual o teste a utilizar, dada a bateria de testes disponível e a

Capítulo -4

Testes de diagnóstico da tuberculose em preparação

Os testes de diagnóstico em preparação incluem testes que se encontram em várias fases de desenvolvimento ou cuja eficácia está a ser investigada e que ainda não foram autorizados. Os testes que já estão a ser comercializados, mas para os quais ainda não existem estudos suficientes sobre a sua eficácia e que ainda não foram autorizados, também são aqui enumerados. Dado que alguns testes de diagnóstico da tuberculose em desenvolvimento não estão a progredir e o seu estado não está atualizado, os testes em preparação discutidos neste capítulo não são exaustivos.

a. Novos métodos numa fase inicial de desenvolvimento

Um dos estudos mais recentes sobre o diagnóstico da tuberculose investigou a deteção de péptidos específicos da tuberculose utilizando nanodiscos (nanopartículas de silício discoidais marcadas com anticorpos e com focalização de energia) e a investigação da positividade por espetrometria de massa. O estudo revelou uma sensibilidade de 91,3% para a TB pulmonar, 92,3% para a TB extra-pulmonar, 82,4% para a TB com cultura negativa e 75% no caso da TB extra-pulmonar em doentes seropositivos. A especificidade do teste situou-se entre 87,1 e 100 % em grupos saudáveis e de alto risco (Liu *et al.*, 2017).

Um novo método desenvolvido por Sule *et al.* (2016) investigou a fluorescência de enzimas repórteres (REF) para o diagnóstico da TB. Neste método, a Blac (beta-lactamase) produzida pelo *M. tuberculosis* é utilizada juntamente com substratos personalizados para gerar um sinal fluorescente. A técnica afirma que o sinal pode ser gerado a partir de muito poucas bactérias, ou seja, 10 bactérias/ml em amostras clínicas. A singularidade desta técnica em relação às tecnologias existentes reside no facto de examinar a viabilidade das bactérias que produzem ATP na secreção de translocação de arginina dupla de Blac, mas, ao contrário da cultura, não requer a replicação de bacilos para o diagnóstico. A coloração convencional de AFB requer a integridade da parede celular bacteriana e a NAAT requer a presença de ADN ou ARN *do M.* tuberculosis, mas a REF requer a viabilidade das bactérias. Assim, a biologia única desta técnica em comparação com outros

métodos será útil no diagnóstico da TB numa variedade de materiais de diagnóstico (Sule *et al.*, 2016).
Outro método (Kim *et al.*, 2016) utiliza um imunoensaio magnetoforético baseado num chip de plástico (pcMPI) que utiliza nanopartículas magnéticas e de ouro modificadas com anticorpos contra *o M. tuberculosis*. Este chip é capaz de detetar quantidades de picogramas da proteína-10 do filtrado de cultura (CFP-10, uma proteína *específica do M. tuberculosis*) (limite de deteção 1,8 pg/ml). A combinação do chip com um espetrofotómetro para ler os resultados torna a técnica simples, os resultados são rápidos (1 hora) e a técnica é barata. As concentrações de CFP-10 foram consistentemente mais elevadas em doentes infectados com *M. tuberculosis,* demonstrando a eficiência do teste no diagnóstico de *M. tuberculosis* e não de micobactérias não tuberculosas (que não expressam este antigénio, com excepções).

b. Ensaios numa fase avançada de desenvolvimento ou avaliação

TMO Truenat MTB (Molbio diagnostics, Índia) analisa a sequência alvo do gene da ribonucleósido difosfato redutase, cujo produto serve como precursor da síntese de ADN. Esta região é específica para o complexo *M.* tuberculosis. O teste funciona de acordo com o princípio da reação de PCR em tempo real. O ADN extraído das amostras de expetoração (após preparação) é adicionado aos poços do teste baseado em chips. A amplificação positiva resulta na libertação de um fluoróforo através de uma sonda fluorescente, que é detectada por um sensor eletrónico e apresentada como uma curva de amplificação no ecrã do analisador durante a execução do teste. TMTMTMO Truenat MTB requer o Trueprep-MAG para a preparação da expetoração e o analisador Truelab Uno (termociclador portátil alimentado por bateria) para efetuar o ensaio. TMNum estudo que utilizou o Truenat MTB para o diagnóstico da TB, verificou-se que a sensibilidade e a especificidade eram de 91,1 % e 100 %, em comparação com a PCR nested interna, que tinha uma sensibilidade e especificidade de 90,6 % e 91,4 % (Nikam et al., 2013). TMNoutro estudo de Nikam *et al.*, 2014, foi efectuada uma comparação entre o Truenat MTB e o Xpert MTB/RIF em doentes com baciloscopia negativa e positiva para a TB. TMEm doentes com baciloscopia positiva, o Truenat MTB apresentou uma sensibilidade de 99 % em comparação com 100 % para o Xpert
MTB/RIF. Em doentes com esfregaço negativo e cultura positiva, o

primeiro método resultou numa sensibilidade de 86,2 %, enquanto o segundo método atingiu 90,1 % (Nikam et al., 2014).

A Cepheid desenvolveu também um novo dispositivo de diagnóstico Xpert XDR (Xpert XDR) para o diagnóstico da tuberculose extensivamente resistente aos medicamentos (XDR). A Fundação para Novos Diagnósticos Inovadores (FIND) (uma organização sem fins lucrativos que apoia o desenvolvimento e a disponibilização de testes de diagnóstico para numerosas doenças, como a tuberculose, o VIH/SIDA, a malária, a leishmaniose, etc.) irá testar a eficácia do kit. Uma versão mini do sistema GeneXpert, denominada GeneXpert Omni (um cartucho de cada vez), está também a ser testada pela FIND e deverá ser lançada até ao final de 2017. O GeneXpert Omni pode utilizar o mesmo cartucho que os sistemas GeneXpert. É portátil, funciona a pilhas (12 horas de autonomia) e, por conseguinte, tem potencial para ser um sistema de ponto de atendimento para o diagnóstico da TB pulmonar, extra-pulmonar e resistente aos medicamentos. A EMPE Diagnostics desenvolveu um teste miniMDR-TB de fluxo lateral baseado no genótipo para o diagnóstico da TB-MDR. Este teste permite a deteção visual de mutações comuns nos genes da rifampicina (*rpoB*) e da isoniazida (*katG*) associadas à resistência aos medicamentos em comparação com o tipo selvagem em aproximadamente 70 minutos (Pavankumar *et al.*, 2016). Prevê-se que a avaliação clínica deste teste comece no início de 2017. Um teste de fluxo lateral semelhante baseado no tipo genético para a XDR-TB está atualmente a ser desenvolvido pela EMPE Diagnostics. O teste miniXDR-TB será utilizado após consideração dos resultados do miniMDR-TB e detectará mutações genotípicas adicionais para a rifampicina (2 mutações rpoB), isoniazida (*katG, InhA*), fluoroquinonas (*gyrA*) e ARN ribossómico (*rrs*).

Quadro 4: Testes de diagnóstico da tuberculose em preparação (fase final).

Name of the test	Manufacturer	Use	Principle
Truenat TB	Molbio diagnostics, India	For diagnosing TB	Detection of ribonucleoside diphosphate reductase gene
Cepheid XDR	Cepheid, Sunnyvale, USA	For detecting extensively drug-resistant TB	Information not available (based on NAAT)
MiniMDR-TB	EMPE Diagnostics, Sweden	Detecting MDR-TB	Detects mutations in *rpoB* and *katG* genes for rifampicin and isoniazid resistance.
MiniXDR-TB	EMPE Diagnostics, Sweden	Detection of XDR- TB	Detects mutations in *rpoB*, *katG*, *InhA*, *gyrA* and *rrs* genes for rifampicin, isoniazid and fluoroquinolones resistance.

MDR-TB - tuberculose multirresistente, XDR-TB - tuberculose extremamente resistente, NAAT - testes de amplificação de ácidos nucleicos.

c. Testes comercializados

O sistema Meltpro (Zeesan biotech, China) utiliza a extração e amplificação automatizadas de ADN por PCR, bem como a leitura automatizada de curvas de fusão com sondas de dupla marcação. O teste é utilizado principalmente para a deteção de tuberculose MDR e XDR a partir de amostras de expetoração de doentes. O teste também é utilizado para a espoligotipagem e pode fornecer dados epidemiológicos sobre as estirpes testadas. Num estudo de 2057 doentes com baciloscopia positiva para tuberculose, o teste mostrou uma sensibilidade de 94,2% para a deteção da resistência à rifampicina e de 84,9% para a deteção da resistência à isoniazida. Ao analisar a resistência aos medicamentos de segunda linha, foi encontrada uma sensibilidade de 83,3% para a ofloxacina, 75% para a amicacina e 63,5% para a canamicina. O estudo concluiu que a sensibilidade global para a deteção de MDR-TB era de 86,7 % e para XDR-TB de 71,4 % (Pang *et al.*, 2016). O Meltpro foi autorizado pela Administração Chinesa de Alimentos e Medicamentos (CFDA) e está disponível no mercado chinês.

O teste MTB em tempo real da Abbott também utiliza a PCR para detetar o ADN do complexo *M. tuberculosis* em amostras de expetoração ou BAL de doentes com tuberculose com baciloscopia positiva e negativa. A extração do ADN micobacteriano é efectuada automaticamente, seguida da amplificação baseada na PCR dos genes alvo. Os genes alvo são: 1) sequência de inserção 6110 (IS6110) e 2) antigénio proteico B. Num estudo, verificou-se que a sensibilidade e a especificidade deste teste eram de 100 % em doentes com TB com baciloscopia positiva e de 96,7 % em doentes com TB com baciloscopia negativa, com uma sensibilidade de 96,1 % (Chen *et al.*, 2015).

TMA PCR multiplex (várias regiões do genoma são amplificadas simultaneamente) baseada na plataforma aberta do sistema BD MAX é um método sensível para a deteção de espécies de micobactérias, incluindo o complexo *M.* tuberculosis e o complexo *M.* avium (MAC). Este sistema realiza a extração e amplificação do ADN numa única plataforma, reduzindo o tempo necessário para realizar o procedimento. Os resultados de 24 amostras podem ser obtidos em cerca de 4 horas. TMUm estudo de validação do sistema BD MAX para a deteção de espécies de micobactérias, complexo *M. tuberculosis* e complexo *M. avium a* partir de amostras clínicas mostrou que o teste é muito sensível e específico (reconheceu 72 de 78 amostras positivas para cultura e identificou 31 como complexo *M. avium* e 16 como *M. tuberculosis*) para identificar micobactérias a partir de amostras clínicas (Rocchetti *et al.*, 2016).

O kit FluoroType® MTB da Hain Life Science pode detetar o complexo *M. tuberculosis a* partir de amostras de pacientes pulmonares e extra-pulmonares. Trata-se de uma plataforma semi-automatizada para a deteção do complexo M. *tuberculosis.* À semelhança dos métodos acima referidos, o ADN é extraído e depois amplificado por PCR. São utilizadas sondas fluorescentes específicas para detetar o complexo M. *tuberculosis*. A sequência-alvo para este ensaio é a IS6110.

O kit Genechip MDR desenvolvido pela CapitalBio Corporation é utilizado para o diagnóstico rápido da TB-MDR. Utiliza mutações nos genes *rpoB*, *inhA* e *katG* para detetar a resistência do *M. tuberculosis* à rifampicina e à isoniazida. Utiliza a PCR múltipla em combinação com a hibridação inversa para a deteção. Num estudo, este kit baseado em pastilhas mostrou uma sensibilidade de 94,8% e uma especificidade de 97,8% para a deteção da resistência à rifampicina; sensibilidade de 70,9% e especificidade de 97,3% para a deteção da resistência à isoniazida. A sensibilidade e a especificidade para a deteção de TB-MDR utilizando este kit foram de 81,8% e 99% (no caso de casos com nova resistência aos medicamentos) e de 77,8% e 93,4% no caso de doentes previamente tratados (Zhu *et al.*, 2015).
®O Genedrive , um produto da Epistem, é utilizado em diagnóstico molecular (baseado em PCR) para a amplificação e deteção de sequências específicas de *M.* tuberculosis para diagnóstico. Destina-se à deteção de *M. tuberculosis a* partir de amostras de expetoração. No entanto, os testes deste produto para o diagnóstico da TB não produziram resultados prometedores. ®®Num estudo que comparou a sensibilidade da deteção de casos de TB por Xpert, microscopia da expetoração e Genedrive , verificou-se que o teste Genedrive tinha uma sensibilidade baixa de 45,4%, em comparação com 91,8% e 77,3% para Xpert e microscopia da expetoração, respetivamente. Para os casos de tuberculose com baciloscopia negativa, a sensibilidade foi ainda pior: 0%, em comparação com 68,2% para o Xpert (Shenai *et al.*, 2016). A empresa está a trabalhar para melhorar a eficiência.
Em resumo, pode dizer-se que muitos testes em curso se baseiam no NAAT. A razão simples para este facto é a disponibilidade atempada dos resultados, em comparação com outros métodos convencionais. Este facto levou a que os criadores de testes de diagnóstico se concentrassem mais nesta estratégia, mas a desvantagem é o custo. Como o fardo da TB é elevado nos países de baixos rendimentos, os criadores de testes têm de considerar a acessibilidade económica do teste a comercializar. Os testes de diagnóstico mais recentes que se encontram em fase de investigação também têm uma vantagem na corrida aos testes de diagnóstico, uma vez que a metodologia utilizada para o diagnóstico é diferente dos métodos convencionais. Quando alguns deles chegarem ao mercado, poderão alterar fundamentalmente a forma como a tuberculose é diagnosticada.

Capítulo - 5

Perspectivas do mercado mundial para o diagnóstico da tuberculose

O diagnóstico da tuberculose é o processo de identificação dos bacilos da tuberculose ou dos seus produtos através de um dispositivo de diagnóstico. O mercado do diagnóstico da tuberculose crescerá como qualquer outro mercado de doenças infecciosas nos próximos dez anos. A tendência mais marcante do mercado é o crescimento contínuo da substituição tecnológica da microscopia de esfregaço convencional. O mercado do diagnóstico da tuberculose inclui testes de diagnóstico baseados em PCR, microarray, serologia, baciloscopia, cultura, presença de genes, antigénios ou citocinas, etc. Entre estes testes, o mercado de diagnóstico da TB está a crescer rapidamente no domínio do diagnóstico molecular. Este capítulo apresenta uma panorâmica dos conhecimentos e das perspectivas do mercado do diagnóstico da tuberculose em termos de segmentos de mercado, tendências, factores determinantes e restritivos, dimensão, procura, tecnologia e principais intervenientes.

Segmentos de mercado

O mercado global de diagnóstico da TB pode ser segmentado com base no tipo de teste, na aplicação, na região e no utilizador final. O tipo de teste pode ainda ser segmentado em testes cutâneos e testes laboratoriais. O mercado dos testes laboratoriais é vasto e inclui a baciloscopia, os testes de suscetibilidade aos medicamentos, os testes baseados em culturas, os testes não baseados em culturas, a radiografia do tórax e os testes informatizados, os testes de serodiagnóstico, a deteção de antigénios ou anticorpos, o NAAT, o IGRA, o ensaio da adenosina desaminase e os biomarcadores para a TB ativa ou latente. O mercado das aplicações de diagnóstico pode ser classificado em TB pulmonar, TB extra-pulmonar, TB resistente aos medicamentos, deteção da TB no VIH e outras co-morbilidades e monitorização do tratamento da TB. O mercado da TB extra-pulmonar inclui a linfadenite, a pleurisia, a tuberculose genito-urinária, a tuberculose nervosa central, a tuberculose abodominal, a tuberculose cutânea, a tuberculose militar, a tuberculose pericárdica, a tuberculose espinal e outras formas de TB extra-pulmonar. O mercado da tuberculose resistente aos medicamentos inclui testes de diagnóstico para os

medicamentos de primeira e segunda geração contra a tuberculose.
O mercado mundial de diagnóstico da tuberculose está segmentado da seguinte forma

Mercado de diagnóstico da tuberculose por tipo de teste

- Microscopia de Schlieren
- Testes de sensibilidade a medicamentos
- testes baseados na cultura
- Testes sem cultura
- Radiografias da mama e testes informáticos
- testes de serodiagnóstico
- NAAT
- IGRA
- Ensaios para a deteção de antigénios ou anticorpos
- Ensaio da adenosina desaminase
- Biomarcadores para a tuberculose ativa ou latente.

Mercado de diagnóstico da tuberculose por aplicação

- Tuberculose pulmonar
- tuberculose extra-pulmonar
- Tuberculose resistente aos medicamentos
- Deteção da TB no VIH e noutras comorbilidades
- Controlo do tratamento da tuberculose

Mercado de diagnóstico da tuberculose por região

- América do Norte
- Europa
- Ásia-Pacífico
- Próximo e Médio Oriente
- África e América do Sul
- Resto do mundo

Mercado de diagnóstico da tuberculose por utilizador final

- Laboratórios centrais/regionais
- Hospitais, institutos de investigação e instituições académicas
- Outros (lares de idosos, laboratórios e agências locais de saúde pública, bancos de sangue, etc.)

Dimensão e previsão do mercado

A dimensão do mercado é calculada com base nas receitas geradas pelas vendas de todos os segmentos com diagnósticos de TB. Embora os dados de mercado relativos aos últimos anos possam ser obtidos a partir das informações disponíveis sobre receitas e vendas, a previsão dos dados de mercado para os próximos 10-15 anos não é uma tarefa fácil. As empresas de estudos de mercado determinam os dados de mercado projectados através de uma extensa recolha de dados baseada em inquéritos primários às partes interessadas (profissionais da indústria, profissionais de saúde pública, médicos e utilizadores finais) e investigação secundária (relatórios de empresas, relatórios de casos, etc.), seguida de sólidas análises quantitativas e estatísticas (tais como médias ponderadas, correlação, regressão, análise de séries temporais). Os relatórios de mercado pormenorizados publicados pelas empresas de investigação são uma excelente fonte de informações sobre o mercado de diagnóstico da TB.

Em 2015, o mercado global de diagnóstico da TB foi estimado em 2,1 mil milhões de dólares e prevê-se que cresça a uma taxa de crescimento anual composta (CAGR) de 4,1-5,6% durante o período de previsão 2013-2024 (Grand View Research, 2016), 2016-2022 (Statistics MRC, 2016) e 2015-2025 (Accuray Research LLP, 2016). De acordo com o relatório do Statistics MRC, o mercado mundial de diagnóstico da TB deverá atingir 3,12 mil milhões de euros até 2022 (Statistics MRC, 2016). Embora os mercados em geral sejam incertos e possam ter tendência para subir ou descer, uma medida de retorno anual constante ao longo de um período de tempo, como a CAGR, é uma ferramenta útil para prever o crescimento de um sector ao longo do tempo. De acordo com os relatórios de mercado, o sector do diagnóstico da tuberculose crescerá a uma CAGR de cerca de 5% até 2025, pelo que existe um potencial de crescimento lucrativo para as empresas existentes, para os novos intervenientes e para o desenvolvimento de novas tecnologias.

Factores determinantes e obstáculos do mercado

A incidência global da tuberculose em 2015 totalizou 10,4 milhões de novos casos, com uma taxa de mortalidade de 1,4 milhões de mortes (relatório da OMS de 2016). Este peso da doença é uma importante força motriz para o mercado do diagnóstico. A taxa alarmante de novos casos de tuberculose resistente e a co-infeção com o VIH agravaram o peso da tuberculose e reforçaram ainda mais o potencial do mercado de diagnóstico da tuberculose. As mudanças contínuas no estilo de vida da população, o aumento das doenças não transmissíveis e das doenças metabólicas, como a diabetes e o cancro, o aumento da população geriátrica (adultos com mais de 60 anos que são susceptíveis a doenças infecciosas) e a procura crescente de instalações de saúde adequadas são alguns dos factores que contribuem para a previsão otimista do mercado de diagnóstico da TB. Além disso, os avanços tecnológicos que permitem a deteção da doença da TB especificamente num curto período de tempo favorecem a expansão do mercado de diagnóstico neste sector.

A prevalência da tuberculose está concentrada nos países de baixo e médio rendimento, onde existe uma falta de sensibilização da população e programas de saúde mínimos. Além disso, os défices de investimento financeiro governamental e de financiamento privado nas zonas endémicas de TB constituem um obstáculo fundamental para o mercado do diagnóstico. No entanto, a afetação estratégica de investimentos e recursos nacionais e internacionais permitiria atenuar os condicionalismos do mercado dos testes de diagnóstico da TB.

Tendências do mercado

Em 2015, a quota de mercado dos testes de diagnóstico baseados na baciloscopia e na cultura era de 38% (Grand View Research, 2016), o que sugere que os testes convencionais de referência têm uma quota de mercado significativa devido ao baixo custo e à fácil disponibilidade. No entanto, a tendência do mercado de diagnóstico da TB reflecte o crescimento das tecnologias que estão a substituir os métodos de baciloscopia e cultura, sobretudo nos países em desenvolvimento onde a incidência da TB é elevada. Devido aos avanços no diagnóstico molecular e nos testes no local de prestação de cuidados, prevê-se que os NAAT, os ensaios de sonda em linha, os IGRA e os ensaios de fluxo lateral cresçam significativamente neste segmento durante a próxima década. À medida que o número de casos de TB resistente a antibióticos aumenta, prevê-se que os testes no segmento de diagnóstico da TB resistente a medicamentos registem um crescimento constante (Grand View Research, 2016; Statistics MRC, 2016; Future Market Insights, 2017).

De acordo com os relatórios de mercado, a região da Ásia-Pacífico liderou o mercado mundial de diagnóstico da tuberculose em 2015 e prevê-se que registe um enorme crescimento na próxima década (Grand View Research, 2016; Statistics MRC, 2016; Future Market Insights, 2017). As economias emergentes, como

A Índia e a China, na região da Ásia-Pacífico, são os principais consumidores de testes de diagnóstico da TB. Em particular, a Ásia-

Pacífico é a região endémica da TB com um elevado peso da doença, o que se considera ser a razão para o aumento do mercado de diagnóstico da TB nesta região. Para além da Ásia-Pacífico, a América Latina e a Europa também registarão um crescimento no mercado de diagnóstico da TB.

Procura do mercado e tecnologia

As tendências do mercado em 2015 mostram uma procura de maior investimento em investigação básica relacionada com o diagnóstico de *M.* tuberculosis. Existe uma procura potencial de mercado para a deteção da TB em segmentos como a latência, os casos de baciloscopia negativa, a resistência antimicrobiana, a co-infeção com o VIH e a monitorização do tratamento anti-TB na maioria das economias emergentes do mundo. O mercado do diagnóstico da tuberculose tem assistido a uma evolução tecnológica dos testes convencionais para abordagens como os NAAT, os testes de sonda de linha para medicamentos de primeira e segunda linha, as técnicas de imagiologia, as abordagens proteómicas baseadas na espetrometria de massa, os sistemas automatizados de elevado rendimento e as técnicas baseadas em microarranjos. As inovações tecnológicas e os avanços nas tecnologias existentes continuaram a impulsionar os mercados no segmento do diagnóstico e espera-se que levem o mercado do diagnóstico da TB a novos patamares.

A procura de diagnósticos no local de prestação de cuidados (PoC) está a aumentar, a fim de reduzir os custos dos cuidados de saúde e a hospitalização. Os diagnósticos PoC podem ser efectuados numa ambulância, no local, em casa ou num hospital. Um exemplo de um teste PoC é o teste LF-LAM, que detecta o lipoarabinomanano (um glicolípido micobacteriano) na urina para diagnosticar a tuberculose em doentes seropositivos e fornece resultados em poucos minutos. Este teste rápido, que funciona no local de prestação de cuidados, permite iniciar mais rapidamente o tratamento dos doentes. A procura de novos biomarcadores da tuberculose é importante para o êxito dos testes PoC, o que exigirá um maior investimento financeiro, avanços tecnológicos e uma maior colaboração entre o meio académico e a indústria. O acesso a novos sistemas de financiamento, a modelos de investigação optimizados e a bancos de recursos biológicos bem caracterizados são aspectos fundamentais para a identificação e validação de biomarcadores, o que, por sua vez, promove o êxito dos diagnósticos no local de tratamento.

Os actores mais importantes

De acordo com os últimos relatórios, as empresas líderes no mercado de diagnóstico da tuberculose incluem a Abbott Laboratories, a Akonni Biosystems Inc, a Alere Inc, a Becton Dickinson and Company, a bioMerieux SA, a Cepheid Inc, a Epistem Holdings Plc, a F. Hoffmann-La Roche AG, a Hain Lifescience GmbH, a Hologic Corporation, a Qiagen, a Sanofi e a Thermo Fisher Scientific, Inc.

As estratégias adoptadas pelos principais intervenientes do sector no mercado do diagnóstico da tuberculose são o desenvolvimento e o lançamento de novos produtos, fusões e aquisições, o aperfeiçoamento de um produto para as partes interessadas, a consolidação de um determinado segmento de diagnóstico e a expansão na região. Em 2015, a Thermo Fisher Scientific Inc. adquiriu a Alfa Aesar, um dos principais fabricantes e fornecedores de produtos químicos para laboratório e investigação, por 400 milhões de dólares. Espera-se que a estratégia de reforço do segmento de desenvolvimento e produção de produtos químicos apoie o crescimento da Thermo Fisher Scientific Inc. no sector do diagnóstico. Em 2011, a Qiagen adquiriu a Cellestis, uma empresa pioneira na tecnologia quantiferon, por 355 milhões de dólares. Este processo permitiu à Qiagen expandir-se e consolidar-se no segmento do diagnóstico molecular.

O quadro 5 enumera os principais intervenientes e os seus produtos populares, bem como a sua utilização prevista no diagnóstico da TB.

Quadro 5: Principais intervenientes e respectivos produtos no domínio do diagnóstico da tuberculose.

Key player	Popular products	Applications
Abbott Laboratories	Abbott RealTi*me* MTB Assay	PCR based assay for detection of *M. tuberculosis* complex DNA in sputum/ bronchoalveolar lavage smear positive or negative samples.
	Abbott RealTi*me* MTB RIF/INH Resistance assay	*In vitro* PCR assay for detecting MDR-TB.
Akonni Biosystems Inc	Truarray® MDR-TB Assay (product only for research use – company is interacting with FDA for market clearance)	Microarray (gel element microarray in lateral flow cell) based system for detecting MDR-TB.
Alere Inc	SD BIOLINE TB Ag MPT64 Rapid	Rapid immunochromatography based identification of *M. tuberculosis* complex and its differential identification from Mycobacteria other than tuberculosis.
	Determine™ TB LAM Ag	For rapid screening of active TB in HIV patients who are smear negative.
Becton Dickinson	BD BACTEC™MGIT™ automated bacterial detection system	For detecting TB as well as to do susceptibility testing to detect drug-resistant TB.
	MGIT (Mycobacteria growth Indicator tube)	Used in BACTEC™ MGIT ™ instrument for TB diagnosis.
	BACTEC Myco/F lytic	For detecting mycobacterial

	culture vials	growth in cultured blood.
BioMerieux SA	BacT/ALERT® 3D Microbial detection system BacT/Alert MB culture bottles	Used for detecting TB as well as drug-resistant TB. Detecting mycobacterial growth in cultured blood.
Cepheid Inc.	Xpert® MTB/RIF Xpert® Omni	For detecting MDR-TB. Detecting resistance to first line TB drugs i.e., MDR-TB at the field level (portable).
Epistem Holdings Plc.	Genedrive® MTB/RIF ID kit	For detection of MDR-TB.
F. Hoffmann-La Roche AG	COBAS® TaqMan® MTB test	Real time PCR based test for detecting *M. tuberculosis* complex.
Hain Lifescience GmbH	GenoType MTBDR*plus* GenoType MTBDR*sl* Fluorotype® MTB	Line probe assay for detecting MDR-TB. Line probe assay for detecting XDR-TB. Detection of *M. tuberculosis* complex DNA from pulmonary and extra-pulmonary samples.
Hologic Corporation	Amplified MTD®	Detection of *M. tuberculosis* ribosomal RNA for diagnosing TB.
Qiagen	QuantiFERON TB-Gold test	Diagnosing latent TB based on host immune response to *M. tuberculosis*-specific antigens.
Sanofi	TUBERSOL® (Tuberculin Purified Protein Derivative)	For diagnosis of latent TB by PPD skin testing.

PCR - reação em cadeia da polimerase; LAM - lipoarabinomanano; PPD - derivado proteico purificado; ELISA - ensaio de imunoabsorção enzimática; MDR-TB - tuberculose multirresistente; XDR-TB - tuberculose extremamente resistente aos medicamentos.

Conclusão

Em resumo, a mais recente análise do mercado mundial de diagnóstico da tuberculose revela um crescimento prometedor nos últimos anos. Relatórios de investigação exaustivos sobre as perspectivas futuras do mercado prevêem um crescimento constante do mercado mundial de diagnóstico da tuberculose até 2025, prevendo-se o maior crescimento na região da Ásia-Pacífico, que revela potencial para novos diagnósticos, tais como um teste de substituição de zaragatoas, um teste de biomarcadores e DST. Estas perspectivas de mercado incentivariam os investidores e os investidores de capital de risco a investir nos mercados emergentes de diagnóstico da TB.

Ler mais

1. Mercado global de diagnóstico da tuberculose 2015-2019: EUA, Europa, Japão - Oportunidades emergentes e estratégias empresariais - Competitivo
   Panorama, quotas de fornecedores, volumes por país e previsões para os segmentos de vendas. *VPG Market Research*, julho de 2015.
2. Global TB Diagnostics Market 2016 - Produção, distribuição, oferta, procura, análise e previsão para 2021, *MRS Research Group*, julho de 2016.
3. Dimensão do mercado de diagnóstico molecular por doença infecciosa (gripe, tuberculose, meningite, vírus RSV, hepatite B, hepatite C, HPV, DST, VIH, dengue, gonorreia, clamídia, TORCH, H. Pylori), por tecnologia (PCR, PCR em tempo real, purificação de ADN/ARN), relatório de análise da indústria, perspetiva regional (EUA, Canadá, Alemanha, Reino Unido, França, Espanha, Portugal, Itália, Rússia, Dinamarca, Noruega, Suécia, Israel, Japão, China, Índia, Sri Lanka, Paquistão, Filipinas, Coreia do Sul, Austrália, Nova Zelândia, Vietname, Tailândia, México, Brasil, Argentina, Colômbia, Chile, Peru, África do Sul, Nigéria, Marrocos, Egito, KSA, Emirados Árabes Unidos, Jordânia, Qatar), potencial de aplicação, tendência de preço, participação de mercado do concorrente e previsão, 2016 - 2023. *Global Market Insights*, maio de 2016.

Capítulo - 6

Direcções futuras e observações finais

Embora disponhamos de toda uma gama de testes de diagnóstico, ainda estamos longe do nosso objetivo de diagnosticar com precisão a tuberculose, pois estamos atrasados devido aos problemas descritos nos capítulos anteriores. O principal grupo-alvo dos doentes com tuberculose situa-se nos países de rendimento médio e baixo, onde o fardo da tuberculose é muito elevado. Por conseguinte, a acessibilidade em termos de custos, baixo pessoal e formação deve ser considerada antes do lançamento de um novo teste de diagnóstico. Antes de um teste de diagnóstico ser comercializado pelo laboratório, passa por várias fases de avaliação e validação. Cada teste recentemente desenvolvido é analisado quanto ao seu desempenho em termos de sensibilidade, especificidade, valores preditivos e rácios de probabilidade. Estes valores são depois comparados com o "padrão de ouro" (teste padrão estabelecido com valores preditivos, rácios de verosimilhança, sensibilidade e especificidade mais elevados) para determinar até que ponto o teste pode competir com o teste de diagnóstico padrão. A eficácia do teste será testada em ensaios de campo. O teste deve ter uma sensibilidade mais elevada em zonas onde a doença está disseminada e uma especificidade elevada em zonas onde a doença está menos disseminada. A utilidade diagnóstica do teste em zonas onde a TB é menos prevalente deve ser muito elevada em termos de especificidade. Assim, embora muitos parâmetros sejam desejáveis para um teste de diagnóstico da TB, tais como a exatidão do diagnóstico, o custo, a estabilidade dos reagentes, a facilidade de execução, etc., é difícil obter todas estas características num único teste. Um teste pode comprometer um ou outro fator, mas os parâmetros básicos de precisão do diagnóstico devem ter um bom desempenho em comparação com os outros parâmetros (em comparação com os testes de diagnóstico padrão).

Para desenvolver um teste de diagnóstico eficaz, a tuberculose (ou seja, compreender o agente patogénico e a interação do hospedeiro com o agente patogénico e as alterações no hospedeiro) tem de ser estudada em profundidade. Foram realizados muitos estudos genómicos e proteómicos (incluindo transcriptómica, metabolómica e genómica comparativa) para identificar biomarcadores (assinaturas genómicas e/ou proteómicas) que sejam importantes para o diagnóstico da tuberculose. Embora muitos marcadores se tenham revelado promissores a nível experimental, é necessário desenvolver estratégias para os explorar no diagnóstico da tuberculose. Por conseguinte, uma combinação de vários biomarcadores (ou seja, genes, proteínas, transcritos, metabolitos) em vez de um único marcador pode proporcionar o resultado desejado. O desenvolvimento da tecnologia de sequenciação de nova geração (NGS), que pode fornecer uma sequência completa do genoma da bactéria num curto espaço de tempo (horas a dias), tem potencial para melhorar o diagnóstico da TB no futuro. Outra aplicação desejável é a sequenciação do genoma do organismo a partir da própria amostra clínica para o diagnóstico da TB, bem como a deteção de resistência, o que é possível com a tecnologia metagenómica shotgun (em que o ADN do hospedeiro/patogénio é cortado aleatoriamente, são identificadas regiões sobrepostas entre todas as sequências e os programas informáticos utilizam as extremidades sobrepostas para as organizar numa sequência contínua). Assim, o caminho a seguir parece prometedor, mas tem muitos obstáculos que esperamos ultrapassar. Características desejadas dos testes de diagnóstico da TB

O teste de diagnóstico da tuberculose desejado é aquele que tem a maior precisão de diagnóstico para ajudar o médico a tomar uma decisão sobre a terapêutica o mais cedo possível para evitar o desconforto do doente e prevenir a propagação da doença a outros. A amostra a utilizar para o diagnóstico da tuberculose deve ser facilmente acessível (como o sangue e a urina) a todos os grupos de doentes com tuberculose e indivíduos infectados, ao contrário da expetoração, que não é facilmente obtida em determinados grupos. A positividade do teste deve ser comunicada o mais cedo possível (pelo menos algumas horas) e o número de vezes que um doente visita a instalação de diagnóstico deve ser minimizado (por oposição a testar duas amostras de expetoração para comunicar a positividade da coloração AFB e administração de PPD, e ler a induração após 48-72 horas). Para além destas características, o teste deve ser rentável e exigir uma formação mínima para a sua realização. É desejável que os reagentes necessários para o diagnóstico estejam todos incluídos no kit de teste e que não seja necessário equipamento para ler os resultados (o que aumenta o custo). Uma caraterística altamente desejável é a possibilidade de o teste ser efectuado no local de prestação de cuidados (à cabeceira) e também em condições de campo (ou seja, sem necessidade de refrigeração dos reagentes do teste e sem necessidade de equipamento). No entanto, dada a complexidade da doença e da infeção por TB, estas características desejadas são difíceis de alcançar com um único teste.

O nosso objetivo de erradicar a tuberculose inclui também o diagnóstico, a componente mais importante (o diagnóstico precoce é um pré-requisito para um tratamento rápido). Apesar dos progressos que estamos a fazer para atingir o nosso objetivo em cada degrau da escada, enfrentamos muitos desafios. Se superarmos estes obstáculos, atingiremos o nosso objetivo. Tal como os versos de Robert Frost "*...But I have promises to keep, And miles to go before I sleep, And miles to go before I sleep...*", ainda temos muitos quilómetros a percorrer antes de atingirmos o nosso objetivo de vencer a tuberculose!

Referências

Accuray Research LLP /2016). Análise e tendências do mercado global de diagnóstico e tratamento da tuberculose - Terapêutica (Rifampicina (RIF), Pirazinamida (PZA), Tioamidas e Fluoroquinolonas), Diagnóstico - Previsão para 2025.

Ang M, Wong W, Ngan CCL & Chee S-P (2012). Ensaio de libertação de interferão-gama como teste de diagnóstico para uveíte associada à tuberculose. *Eye* **26**: 658665.

Angeby KAK, Klintz L & Hoffner SE (2002). Teste rápido e económico de suscetibilidade a medicamentos de Mycobacterium tuberculosis utilizando um ensaio de nitrato redutase. *Journal of Clinical Microbiology* **40**: 553-555.

Bae W, Park KU, Song EY, *et al.* (2016). Comparação da sensibilidade do QuantiFERON-TB Gold In-Tube e T-SPOT.TB de acordo com a idade do paciente. *PloS one* **11**: e0156917.

Bai Y, Wang Y, Shao C, Hao Y & Jin Y (2016). Ensaio GenoType MTBDRplus para deteção rápida de resistência a múltiplas drogas em Mycobacterium tuberculosis: uma meta-análise. *PloS one* **11**: e0150321.

Balasubramanian R & Ramachandran R (2000). Treatment of non-pulmonary forms of tuberculosis: Revisão dos estudos TRC ao longo de duas décadas. 2-8.

Brady MF, Coronel J, Gilman RH & Moore DA (2008). O método MODS para o diagnóstico da tuberculose e da tuberculose multirresistente. *Jornal de Experiências Visualizadas*.

Burrill J, Williams CJ, Bain G, Conder G, Hine AL & Misra RR (2007). Tuberculose: A Radiologic Review. *RadioGraphics* **27**: 1255-1273.

Campbell JR, Krot J, Elwood K, Cook V & Marra F (2015). Uma revisão sistemática sobre os testes TST e IGRA usados para o diagnóstico de LTBI em imigrantes. [A]Vol. 19 p. pp. 9-24.

Caws M, Dang TM, Torok E, Campbell J, Do DA, Tran TH, Nguyen v V, Nguyen TC & Farrar J (2007). Avaliação da técnica de cultura MODS para o diagnóstico de meningite tuberculosa. *PloS one* **2**: e1173.

CDC (2009). *Relatório Semanal de Morbidade e Mortalidade* **58**(16):431-3.

CDC (2011). Teste cutâneo de tuberculina (TST). Disponível em: https://www.cdc.gov/tb/publications/factsheets/testing/skintesting/pdf

CDC (2013). Transmissão e Patogénese da Tuberculose. *Currículo básico sobre tuberculose*, [A]S. pp. 19-44. Disponível em: https://www.cdc.gov/tb/education/corecurr/pdf/chapter2.pdf

Cegielski JP, Devlin BH, Morris AJ, Kitinya JN, Pulipaka UP, Lema LEK, Lwakatare J & Reller LB (1997). Comparação de PCR, cultura e histopatologia para o diagnóstico de pericardite tuberculosa. *Journal of Clinical Microbiology* **35**: 3254-3257.

Chao SS, Loh KS, Tan KK & Chong SM (2002). Tuberculous and non-tuberculous cervical lymphadenitis: A clinical review. [A]Vol. 126 p pp. 176-179.

Chee CBE, Gan SH, KhinMar KW, Barkham TM, Koh CK, Liang S & Wang YT (2008). Comparação da sensibilidade de dois ensaios comerciais de libertação de interferão gama para a tuberculose pulmonar. *Journal of Clinical Microbiology* **46**: 1935-1940.

Chen JH, She KK, Kwong TC, *et al.* (2015). Desempenho do novo ensaio automatizado Abbott RealTime MTB para a deteção rápida do complexo Mycobacterium tuberculosis em amostras respiratórias. *Revista europeia de microbiologia clínica e doenças infecciosas: publicação oficial da Sociedade Europeia de Microbiologia Clínica* **34**: 1827-1832.

Christensen WI (1974). Genitourinary tuberculosis: Revisão de 102 casos. *Medicina* **53**: 377-390.

Conde MB, Loivos AC, Rezende VM, Soares SLM, Mello FCQ, Reingold AL, Daley CL & Kritski AL (2003). Rendimento da indução do escarro no diagnóstico da tuberculose pleural. *American Journal of Respiratory and Critical Care Medicine* **167**: 723-725.

Cruciani M, Scarparo C, Malena M, Bosco O, Serpelloni G & Mengoli C (2004). Meta-análise do BACTEC MGIT 960 e do BACTEC 460 TB, com ou sem meios sólidos, para a deteção de micobactérias. *Journal of Clinical Microbiology* **42**: 2321-2325.

Denkinger CM, Schumacher SG, Boehme CC, Dendukuri N, Pai M & Steingart KR (2014). Ensaio Xpert MTB/RIF para o diagnóstico de tuberculose extrapulmonar: Uma revisão sistemática e meta-análise. *Europeu* .
Journal of Respiratory Diseases **44**: 435-446.

Drain PK, Gounder L, Sahid F & Moosa M-YS (2016). O teste rápido de LAM na urina melhora o diagnóstico da tuberculose pulmonar expectorada com esfregaço negativo numa região endémica do VIH. *Relatórios científicos* ***6**:* 19992.

Future Market Insights (2017). Mercado de Diagnósticos de Doenças Infecciosas: Análise da Indústria Global e Avaliação de Oportunidades 2016-2026.

Garg RK (1999). Doenças clássicas revisitadas: tuberculose do sistema nervoso central. *Postgraduate Medical Journal* **75**: 133-140.

Grand View Research (2016). Tamanho e previsão do mercado de diagnóstico da tuberculose por tipo de teste (raio-X, métodos laboratoriais de diagnóstico, testes de ácido nucleico, ensaio de fago, deteção de infeção latente, ensaio de deteção de citocinas, deteção de resistência a medicamentos) e análise de tendências de 2013 a 2024.

Guerra RL, Hooper NM, Baker JF, Alborz R, Armstrong DT, Maltas G, Kiehlbauch JA & Dorman SE (2007). Utilização do teste direto amplificado de Mycobacterium tuberculosis num laboratório de saúde pública: desempenho do teste e impacto nos cuidados clínicos. *Chest* **132**: 946-951.

Gupta V, Gupta A & Rao NA (2007). Tuberculose intraocular - Uma atualização. [A]Vol. 52 p. pp. 561-587.

Ha DTM, Lan NTN, Kiet VS, *et al.* (2010). Diagnóstico da tuberculose pulmonar em doentes seropositivos por observação microscópica e teste de suscetibilidade aos medicamentos. *Journal of Clinical Microbiology* **48**: 4573-4579.

Harries AD, Nyirenda TE, Banerjee A, Boeree MJ & Salaniponi FML (1999). Treatment outcomes in patients with smear-negative and smear-positive pulmonary tuberculosis in the National Tuberculosis Control Programme, Malawi. *Transactions of the Royal Society of Tropical Medicine and Hygiene* **93**: 443-446.

Helb D, Jones M, Story E, *et al.* (2010). Deteção rápida do Mycobacterium tuberculosis e da resistência à rifampicina utilizando tecnologia a pedido de um doente próximo. *Journal of Clinical Microbiology* **48**: 229-237.

Hoffman EB, Crosier JH & Cremin BJ (1993). Imagiologia em crianças com tuberculose da coluna vertebral. A comparison of radiography, computed tomography and magnetic resonance imaging. *J Bone Joint Surg Br* **75**: 233-239.

Hsiao P-F, Tzen C-Y, Chen H-C & Su H-Y (2003). Deteção de Mycobacterium tuberculosis com base na reação em cadeia da polimerase em tecidos com inflamação granulomatosa sem bacilos álcool-ácido resistentes detectáveis. *International Journal of Dermatology* **42**: 281-286.

Huhti E BE, Paloheimo S, Sutinen S (1975). Tuberculose dos gânglios linfáticos cervicais: Um estudo clínico, patológico e bacteriológico. *Tuberculose* **56**: 2736.

Jain AK, Jena SK, Singh MP, Dhammi IK, Ramachadran VG & Dev G (2008) Evaluation of clinico-radiological, bacteriological, serological, molecular and histological diagnosis of osteoarticular tuberculosis. *Revista Indiana de Ortopedia* **42**: 173-177.

Kalantri S, Pai M, Pascopella L, Riley L & Reingold A (2005). Testes baseados em bacteriófagos para a deteção de Mycobacterium tuberculosis em amostras clínicas: uma revisão sistemática e uma meta-análise. *BMC Infectious Diseases* **5**: 59.

Kennedy DH & Fallon RJ (1979). Tuberculous meningitis. *Jama* **241**: 264-268.

Kiet VS, Lan NTN, An DD, Dung NH, Hoa DV, Chau NVV, Chinh NT, Farrar J & Caws M (2010). Avaliação do ensaio MTBDRsl para a deteção de resistência de segunda linha em Mycobacterium tuberculosis. *Journal of Clinical Microbiology* **48**: 2934-2939.

Kim CH, Woo H, Hyun IG, *et al.* (2014). Uma comparação entre a eficiência do ensaio Xpert MTB/RIF e a PCR aninhada na identificação de Mycobacterium tuberculosis na prática clínica de rotina. *Journal of Thoracic Disease* **6**: 625-631.

Kim HJ, Lee HJ, Kwon SY, Yoon HI, Chung HS, Lee CT, Han SK, Shim YS & Yim JJ (2006). A prevalência de tuberculose do parênquima pulmonar em pacientes com pleurisia tuberculosa. *Chest* **129**: 1253-1258.

Kim J, Jang M, Lee KG, *et al.* (2016). Imunoensaio magnetoforético baseado em chip de plástico para diagnóstico de tuberculose no local de atendimento. *ACS Applied Materials and Interfaces* **8**: 23489-23497.

Kobayashi T, Nishijima T, Teruya K, Aoki T, Kikuchi Y, Oka S & Gatanaga H (2016). Alta mortalidade de infeção disseminada por micobactérias não tuberculosas em pacientes infectados pelo HIV na era da terapia antirretroviral. *PloS one* **11**: e0151682.

Kubica G & Kent K (1985). [A]Micobacteriologia da saúde pública: um guia para o laboratório de nível III. p. pp. 60-63.

Lau SK, Wei WI, Hsu C & Engzell UC (1990). Eficácia da citologia aspirativa por agulha fina no diagnóstico do colo do útero tuberculoso
Linfadenopatia. *The Journal of Laryngology and Otology* **104**: 24-27.

Liang QL, Shi HZ, Wang K, Qin SM & Qin XJ (2008). Precisão do diagnóstico da adenosina deaminase na pleurisia tuberculosa: uma meta-análise. *Respiratory medicine* **102**: 744-754.

Light R (2007). [A]Doença pleural. p pp. 521-536.

Liu C, Zhao Z, Fan J, *et al.* (2017). A quantificação dos peptídeos antigénicos circulantes *do Mycobacterium* tuberculosis permite o diagnóstico rápido da doença ativa e a monitorização do tratamento. *Actas da Academia Nacional de Ciências* **114**: 3969-3974.

Martin A, Palomino JC & Portaels F (2007). Métodos de indicadores colorimétricos redox para a deteção rápida de multirresistência em

Mycobacterium tuberculosis: uma revisão sistemática e meta-análise. *The Journal of antimicrobial chemotherapy* **59**: 175-183.

Mi F, Tan S, Liang L, *et al* (2013). Diabetes mellitus e tuberculose: Padrões de tuberculose, conversão de baciloscopia de dois meses e resultados de tratamento em Guangzhou, China. *Medicina Tropical e Saúde Internacional* **18**: 13791385.

Minion J, Pai M, Ramsay A, Menzies D & Greenaway C (2011). Comparação da microscopia de fluorescência convencional e com led para a deteção de bacilos álcool-ácido resistentes num contexto de baixa incidência. *PloS one* **6**: 1-6.

Mitarai S, Kato S, Ogata H, *et al.* (2012). Avaliação multicêntrica abrangente de um novo kit de ensaio de sonda de linha para identificação de espécies de Mycobacterium e deteção de Mycobacterium tuberculosis resistente a medicamentos. *Jornal de microbiologia clínica* **50**: 884-890.

Moore DF, Guzman JA & Mikhail LT (2005). Redução do tempo de resposta para o diagnóstico laboratorial da tuberculose pulmonar através da utilização de rotina de um ensaio de amplificação de ácidos nucleicos. *Diagnostic Microbiology and Infectious Diseases* **52**: 247-254.

Munoz-Torrico M, Luna JC, Migliori GB, *et al.* (2017). Comparação da conversão bacteriológica e dos resultados do tratamento em pacientes com TB-MDR com e sem diabetes no México: Dados preliminares. *Revista portuguesa de pneumologia* **23**: 27-30.

Nhu NT, Ha DT, Anh ND, *et al.* (2013). Avaliação do ensaio Xpert MTB/RIF e MODS para o diagnóstico da tuberculose pediátrica. *BMC Infectious Diseases* **13**: 31.

Nhu NT, Heemskerk D, Thu do DA, *et al.* (2014). Avaliação do GeneXpert MTB/RIF para o diagnóstico de meningite tuberculosa. *Jornal de microbiologia clínica* **52**: 226-233.

Nikam C, Jagannath M, Narayanan MM, Ramanabhiraman V, Kazi M, Shetty A & Rodrigues C (2013). Diagnóstico rápido de Mycobacterium tuberculosis com Truenat MTB: uma abordagem de cuidados próximos. *PloS one* **8**: e51121.

Nikam C, Kazi M, Nair C, Jaggannath M, Manoj MM, Vinaya RV, Shetty A & Rodrigues C (2014). Avaliação do dispositivo indiano TrueNAT micro RT-PCR com GeneXpert para deteção de casos de tuberculose pulmonar. *Jornal Internacional de Micobacteriologia* **3**: 205-210.

Nliwasa M, MacPherson P, Chisala P, *et al.* (2016). Sensibilidade e especificidade do ensaio de amplificação isotérmica mediada por loop (LAMP) para o diagnóstico da tuberculose em adultos com tosse crónica no Malawi. *PloS one* **11**.

Oceguera DM (2016). Controlo glicémico e taxa de conversão de expetoração em doentes diabéticos com tuberculose pulmonar. *Journal of Lung Diseases {&} Treatment* **2**: 2-4.

Pang Y, Dong H, Tan Y, *et al.* (2016) Diagnóstico rápido da tuberculose MDR e XDR com o ensaio MeltPro TB na China. *Relatórios Científicos* **6**: 25330.

Pavankumar AR, Engstrom A, Liu J, Herthnek D & Nilsson M (2016). Deteção Proficiente de Mycobacterium tuberculosis Resistente a Múltiplos Medicamentos por Sondas Padlock e Biossensores de Ácido Nucleico de Fluxo Lateral. *Analytical Chemistry* **88**: 4277-4284.

Pfyffer GE (2015). Mycobacterium: características gerais, deteção laboratorial e métodos de coloração. *Manual de Microbiologia Clínica,* Vol.
1 (Jorgensen JH, Pfaller MA, Carroll KC, Funke G, Landry ML, Richter
[A]SS & Warnock DW, eds.), p. pp. 536-569. ASM Press, Washington DC.

Rocchetti TT, Silbert S, Gostnell A, Kubasek C & Widen R (2016). Validação de um ensaio multiplex de PCR em tempo real para a deteção de Mycobacterium spp, Mycobacterium tuberculosis Complex e Mycobacterium avium Complex diretamente a partir de amostras clínicas utilizando o BD Max Open System. *Jornal de Microbiologia Clínica* **54**: 1644-1647.

Rufai SB, Singh A, Singh J, Kumar P, Sankar MM, Singh S & Team TBR (2017). Utilidade diagnóstica do ensaio Xpert MTB/RIF para a deteção de meningite tuberculosa a partir do líquido cefalorraquidiano. *The Journal of infection* **75**: 125-131.

Salindri AD, Kipiani M, Kempker RR, Gandhi NR, Darchia L, Tukvadze N, Blumberg HM & Magee MJ (2016). A diabetes reduz a taxa de conversão da cultura de expetoração em doentes com tuberculose multirresistente recentemente diagnosticada. *Fórum Aberto Doenças Infecciosas* **3**.

Shenai S, Armstrong DT, Valli E, *et al.* (2016). Avaliação analítica e clínica do ensaio Epistem Genedrive para a deteção de Mycobacterium tuberculosis. *Journal of clinical microbiology* **54**: 10511057.

Shingadia D & Novelli V (2003). Diagnosis and treatment of tuberculosis in children (Diagnóstico e tratamento da tuberculose em crianças). *The Lancet Infectious Diseases* **3**: 624-632.

Simundic A-M (2008). Medidas de precisão do diagnóstico: definições básicas. *Medicina {&} Ciências Biológicas* 1-9.

Singh A, Fazal AR, Sinha SK, Ambasta SS & Kulshreshta A (1988). Fístula vesicovaginal tuberculosa numa criança. *British journal of urology* **62**: 615.

Singh RK, Sharma N, Sharma V, Singh PR, Sailwal S, Kushwaha RS, Singh RK, Nautiyal SC, Mishra P & Masood T (2013). Valor diagnóstico da PCR na tuberculose genitourinária. *Indian Journal of Clinical Biochemistry* **28**: 305-308.

Sonis J (1999). Use and interpretation of interval likelihood ratios. *Medicina Familiar* **31**: 432-437.

Statistics MRC (2016). Diagnóstico da tuberculose - Perspectivas do mercado mundial (2016-2022).

Steingart KR, Henry M, Ng V, Hopewell PC, Ramsay A, Cunningham J, Urbanczik R, Perkins M, Aziz MA & Pai M (2006). Fluorescência versus microscopia convencional do esfregaço de expetoração na tuberculose: uma revisão sistemática. [Revisão] [64 refs] [Erratum aparece em Lancet Infect Dis. 2006 Oct;6(10):628]. *Lancet InfectDis* **6**: 1-3.

Sule P, Tilvawala R, Behinaein P, Walkup GK & Cirillo JD (2016). Novas direcções utilizando a fluorescência da enzima repórter (REF) como plataforma de diagnóstico da tuberculose. *Tuberculose* **101**: S78--S82.

Tenover FC, Crawford JT, Huebner RE, Geiter LJ, Horsburgh CR & Good RC (1993). O ressurgimento da tuberculose: O seu laboratório está preparado? *Journal of Clinical Microbiology* **31**: 767-770.

Todar K (2009). Livro didático online de bacteriologia de Todar. Todar's *Online Textbook of Bacteriology* 1-580.

Relatório da reunião do grupo de peritos da OMS (2009). Métodos de cultura não comerciais e ensaios baseados em micobacteriófagos para o rastreio rápido de doentes em risco de tuberculose resistente aos medicamentos. Disponível em: http://www.who.int/tb/laboratory/egmreport noncommercial rapid dst nov09.pdf

Relatório da reunião do grupo de peritos da OMS (2010). Utilização de ensaios de interfron gama relase (IGRAs) no controlo da tuberculose em contextos de baixo e médio rendimento. Disponível em

:

http://www.who.mt/tb/features archive/igra egm report oct20n.pdf

Relatório Mundial da OMS sobre a Tuberculose 2016 (2016). Disponível em:

http://www.who.int/tb/publications/global report/en/

Relatório da reunião da OMS sobre uma consulta técnica de peritos (2017). Análise de não inferioridade do Xpert MTB/RIF Ultra em comparação com o Xpert MTB/RIF. Disponível em: http://apps.who.int/iris/bitstream/10665/254792/1/WHO-HTM-TB-2017.04-eng.pdf?ua=1

Nota da OMS sobre TB VIH (2014). Xpert MTB/RIF para pessoas que vivem com VIH. Disponível em : http://www.who.int/tb/challenges/hiv/Xpert TBHIV information sheet fi nal.pdf

Quadro da OMS (2015). Implementação do diagnóstico da tuberculose. Disponível em : http://www.who.int/tb/publications/implementing TB diagnostics/en/

Directrizes da OMS (2016). Utilização do ensaio de lipoarabinomanano de fluxo lateral na urina (LF-LAM) para o diagnóstico e rastreio da tuberculose ativa em pessoas que vivem com o VIH. Disponível em: http://www.who.int/tb/areas-of- work/laboratory/policy statement lam web.pdf

Directrizes da OMS (2016). A utilização da amplificação isotérmica mediada por laço (TB-LAMP) para o diagnóstico da tuberculose pulmonar. Disponível em : http://apps.who.int/iris/bitstream/10665/249154/1/9789241511186-eng.pdf

Directrizes da OMS (2016). A utilização de testes de sonda de linhagem molecular para a deteção de resistência a medicamentos antituberculose de segunda linha. Disponível em: http://www.who.int/tb/WHOPolicyStatementSLLPA.pdf

Declaração de política da OMS (2010). Métodos não comerciais de cultura e de teste de suscetibilidade a medicamentos para o rastreio de doentes em risco de tuberculose multirresistente : http://www.who.int/tb/laboratory/whopolicy non-commercialncultureeanddmethodssMarch2010.pdf

Declaração de política da OMS (2011). Utilização de ensaios Interfron Gamma Relase (IGRAs) no controlo da tuberculose em países de baixo e médio rendimento. Disponível em: http://www.who.int/tb/features archive/policy statement igra oct2011.pd f

Declaração de política da OMS (2013). Declaração de política sobre testes de serodiagnóstico 2011. disponível em : http://who.int/tb/features archiv/faktenblatt-serodiagnostischer-test.pdf

Atualização da política da OMS (2016). A utilização de testes de sonda de linha molecular para a deteção de resistência à isoniazida e à rifampicina. Disponível em: http://apps.who.int/iris/bitstream/10665/250586/1/9789241511261-eng.pdf

Relatório do grupo de peritos da OMS que resume a utilização de meios de cultura líquidos (2007). Utilização de meios de cultura líquidos para a TB e DST em contextos de baixo e médio rendimento : http://www.who.int/tb/laboratory/use of liquid tb cultures summary repo rt.pdf?ua=1

Wong C, Ha NP, Pawlowski ME, Graviss EA & Tkaczyk TS (2016). Diferenciação entre Mycobacterium smegmatis vivo e morto usando autofluorescência. *Tuberculose* **101S**: S119-S123.

Zhu L, Liu Q, Martinez L, *et al.* (2015). Valor diagnóstico do GeneChip para a deteção de Mycobacterium tuberculosis resistente em pacientes com diferentes históricos de tratamento. *Jornal de microbiologia clínica* ***53**:* 131-135.

Índice

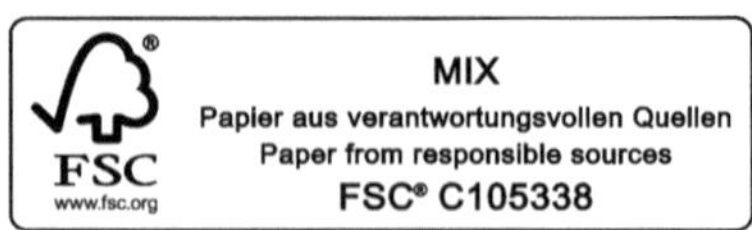

Printed by Books on Demand GmbH, Norderstedt / Germany